قانون التوازن:

كتاب الطبخ منخفض البروتين

100 طبق لذيذ لأسلوب حياة منخفض البروتين

ايمي كولينز

المؤشر العام

مقدمة

مرحبًا بك في "قانون التوازن: كتاب طبخ منخفض البروتين". في عالم القيود الغذائية، نحن نتفهم تحديات الحفاظ على نمط حياة منخفض البروتين مع الاستمرار في الاستمتاع بوجبات لذيذة ومرضية. كتاب الطبخ هذا هو رفيقك في رحلة الطهي التي تثبت أنك لست مضطرًا للتضحية بالذوق من أجل الصحة.

سواء كنت تتبع نظامًا غذائيًا منخفض البروتين لأسباب طبية أو اختيارات شخصية أو متطلبات غذائية محددة، فإن مجموعتنا من الوصفات مصممة لمساعدتك على الاستمتاع بحياة متوازنة ومغذية ولذيذة. نحن نؤمن بأن تناول الطعام بشكل جيد لا يعني أبدًا التنازل عن النكهة أو التنوع. من خلال هذه الصفحات، نقدم لك كنزًا من الوصفات الإبداعية التي تقلل محتوى البروتين دون المساس بمتعة تناول الطعام.

تتضمن وصفاتنا العالم النابض بالحياة من الفواكه والخضروات والحبوب والمكونات النباتية، مما يثبت أن النظام الغذائي منخفض البروتين يمكن أن يكون غنيًا بالألوان والملمس، وقبل كل شيء، بالطعم. من الإفطار إلى العشاء، ومن الوجبات الخفيفة إلى المناسبات الخاصة، نقدم لك أفكارًا وأطباقًا ليست مغذية فحسب، بل أيضًا ممتعة للتذوق.

إفطار

1. سندويشات التاكو الإفطار

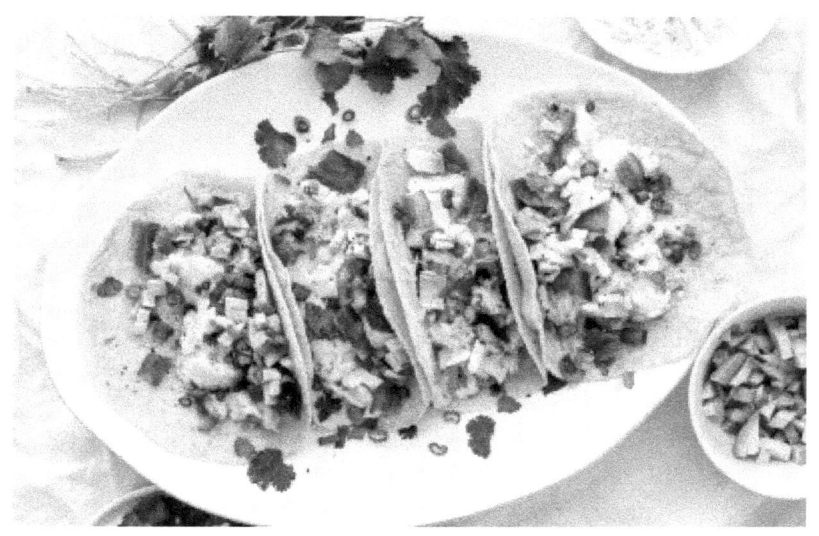

مكونات

- 1 ملعقة صغيرة كمون مطحون
- 1 علبة (15 أونصة) من الفاصوليا الوردية الخالية من الملح
- 4 بصل أخضر، مقطع
- 1 حبة فليفلة حمراء صغيرة، مقطعة إلى شرائح رفيعة
- نصف كوب مرق دجاج قليل الصوديوم
- 2 فص ثوم، مفروم
- 4 بيضات
- 4 ملاعق كبيرة خالية من الدهون زبادي
- 4 ملاعق كبيرة صلصة
- 8 حبات من خبز تورتيلا الذرة (6 بوصات)، محمصة

a) سخني مقلاة غير لاصقة مقاس 10 بوصات على نار متوسطة إلى عالية. يُضاف الكمون ويُطهى مع التحريك من حين لآخر لمدة 30 ثانية تقريبًا أو حتى تفوح رائحته. أضيفي الفول، البصل الأخضر، الفلفل الحلو، المرق، والثوم. اتركيه حتى يغلي، ثم خففي النار حتى ينضج الخليط. طهي لمدة 8 دقائق .

b) استخدم الجزء الخلفي من الملعقة لعمل أربع فجوات في الفول. اكسري كل بيضة في كوب الكاسترد واسكبي كل فجوة فيها. يغطى ويطهى لمدة 8 دقائق تقريبا .

c) اغرف كل جزء من خليط الفاصوليا المغطاة بالبيض على طبق. يرش الزيتون فوق الفول وحوله. ضعي فوق كل حصة ملعقة كبيرة من الزبادي وملعقة كبيرة من الصلصة.

2. هاش الشواء

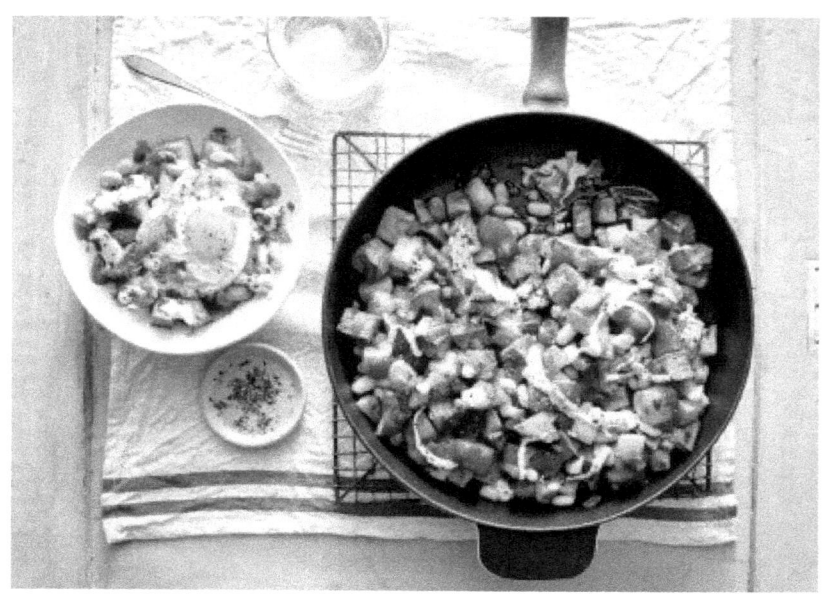

مكونات

- 3 حبات بطاطا حلوة، مقشرة ومقطعة
- 1 (8 أونصة) حزمة طماطم مقطعة
- 1 بصلة مفرومة ناعماً
- 1 حبة فلفل أحمر، مفرومة ناعماً
- 1 ملعقة كبيرة صلصة باربيكيو جاهزة للشراء من المتجر
- 1 ملعقة صغيرة بهارات كاجون
- ربع كوب من البقدونس الطازج المفروم
- 4 بيضات صلصة الفلفل الحار (اختياري)

a) سخني 3 ملاعق كبيرة من الزيت في مقلاة كبيرة غير لاصقة على نار متوسطة إلى عالية. تُضاف البطاطا الحلوة والمتفحم ويُطهى مع التحريك من حين لآخر لمدة 5 دقائق أو حتى يبدأ الخليط في التحول إلى اللون البني. خفض الحرارة إلى المتوسطة.

b) يُضاف البصل والفلفل الحلو ويُطهى لمدة 12 دقيقة مع التحريك بشكل متكرر في نهاية وقت الطهي، حتى يتحول لون التمبي إلى اللون البني وتصبح البطاطس طرية.

c) أضيفي صلصة الباربكيو وتوابل الكاجون والبقدونس. يُقلب المزيج ليمتزج، ثم يُقسم على 4 أطباق تقديم.

d) امسح المقلاة بمنشفة ورقية. خففي الحرارة إلى متوسطة-منخفضة وأضيفي ملعقة كبيرة من الزيت المتبقية. اكسري البيض في المقلاة واطهيه حتى يصل إلى درجة النضج المطلوبة.

e) ضع بيضة فوق كل جزء من البقسماط وقدمها مرة واحدة. مرري صلصة الفلفل الحار على الطاولة إذا رغبت في ذلك.

3. فريتاتا الزيتون والأعشاب

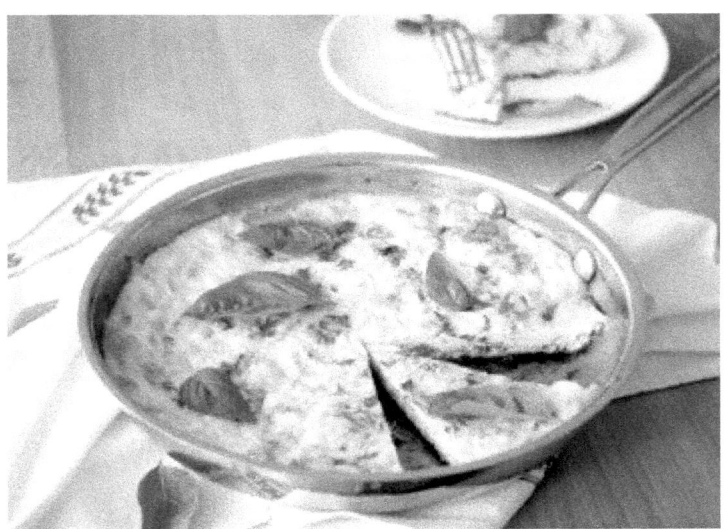

مكونات

- 1 ملعقة صغيرة زيت زيتون، ويفضل أن يكون بكرًا
- 3/4 كوب فلفل أحمر حلو مقطع
- 3/4 كوب فلفل أخضر حلو مقطع
- 3/4 كوب (3 أونصات) من جبن مونتيري جاك قليل الدسم المبشور
- 2 ملعقة كبيرة ريحان طازج مفروم
- 5 بيضات + 2 بياض بيضة مخفوقة قليلاً
- ربع ملعقة صغيرة ملح. فلفل أسود مطحون

a) سخني الفرن إلى 375 درجة فهرنهايت. قم بتغطية مقلاة مقاومة للفرن مقاس 9 بوصات برذاذ الزيت النباتي. ضعه على نار متوسطة عالية. أضف الزيت. الحرارة لمدة 30 ثانية. أضف الفلفل الحلو. يُطهى مع التحريك من حين لآخر لمدة 5 دقائق تقريبًا أو حتى يصبح طريًا. رش الجبن والريحان في المقلاة. أضيفي البيض، بياض البيض، الزيتون، الملح، والفلفل.

b) اخبزيها لمدة 30 دقيقة تقريبًا، أو حتى ينضج البيض. اسمحوا الوقوف لتبرد قليلا. قطع إلى أسافين.

4. الهليون فريتاتا

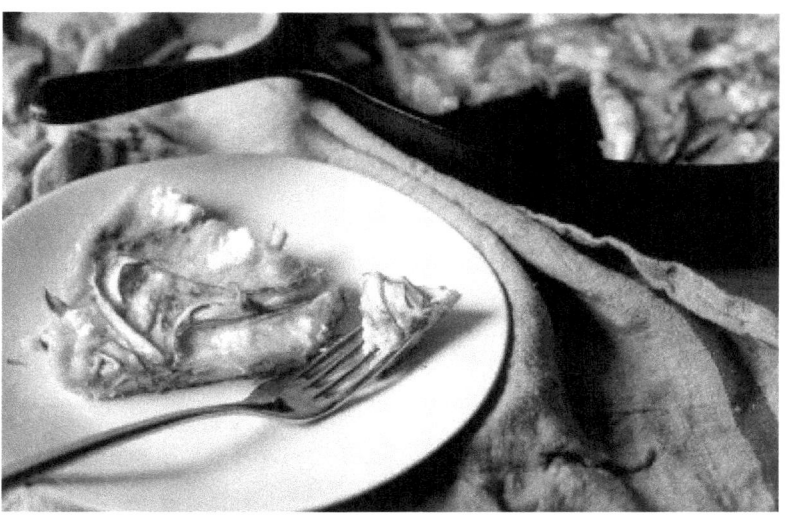

مكونات

- نصف كيلو من الهليون، مقطع إلى قطع بحجم 1 بوصة
- $\frac{1}{4}$ بصلة مفرومة ناعماً
- 4 بيضات
- 2 بياض بيضة
- 2 ملعقة كبيرة ماء بارد
- 2 ملعقة صغيرة من قشر البرتقال الطازج المبشور
- ربع ملعقة صغيرة ملح. فلفل أسود مطحون طازج

a) سخني الفرن إلى 350 درجة فهرنهايت. سخني مقلاة مقاومة للالتصاق مقاس 10 بوصات على نار متوسطة لمدة دقيقة واحدة. أضف الزيت وسخنه لمدة 30 ثانية. أضف الهليون والبصل. يُطهى مع التحريك لمدة دقيقتين تقريبًا أو حتى يصبح الهليون أخضرًا ساطعًا.

b) في هذه الأثناء، اخفقي البيض وبياض البيض والماء وبرش البرتقال والملح. يُسكب في المقلاة ويُطهى لمدة دقيقتين، أو حتى يبدأ في التماسك في القاع. استخدمي ملعقة سيليكون لرفع الحواف المحددة والسماح للخليط غير المطبوخ بالتدفق تحتها. الموسم جيدا مع الفلفل.

c) ندخلها إلى الفرن ونخبزها لمدة 6 دقائق. استخدمي الملعقة لرفع حافة خليط البيض، واقلبي المقلاة للسماح بمرور أي بيضة أو زيت غير مطبوخ تحتها. اخبزيها لمدة 6 دقائق تقريبًا، أو حتى تنتفخ وتصبح ذهبية اللون.

5. توست الفراولة واللوز

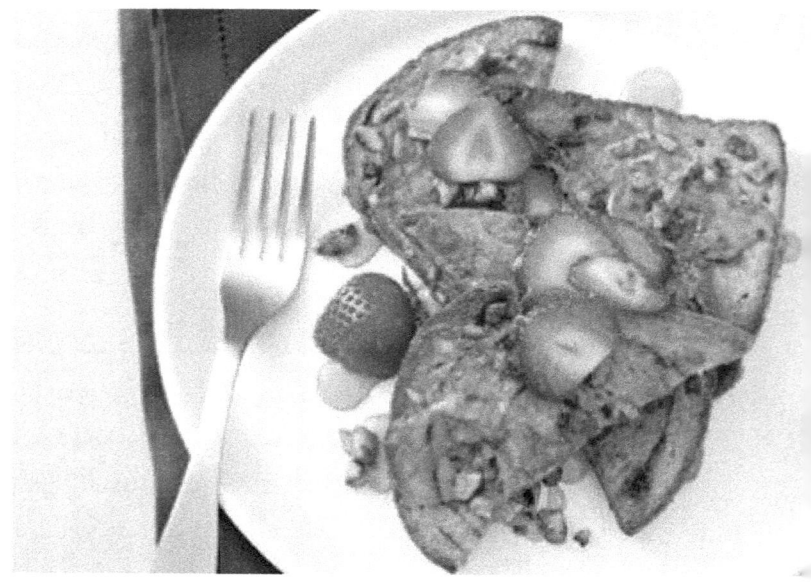

مكونات

- 1 بيضة
- ربع كوب حليب خالي الدسم
- $\frac{1}{4}$ ملعقة صغيرة قرفة مطحونة
- 1 شريحة خبز الحبوب الكاملة
- 1 ملعقة صغيرة سمن خالي الدسم
- نصف كوب من الفراولة المقطعة

a) نخفق البيضة في وعاء ضحل مع الحليب والقرفة. اغمسي جانبي الخبز في خليط البيض.

b) نذوب السمن في مقلاة غير لاصقة على نار متوسطة. اطهي الخبز لمدة تتراوح بين 2 إلى 3 دقائق لكل جانب، أو حتى يصبح ذهبي اللون. قطع في نصف قطريا. ضع النصف على طبق. قمة مع نصف الفراولة واللوز.

c) غطيها بالنصف الآخر من الخبز المحمص وما تبقى من الفراولة واللوز.

6. الفطائر الشوكولاته رقاقة

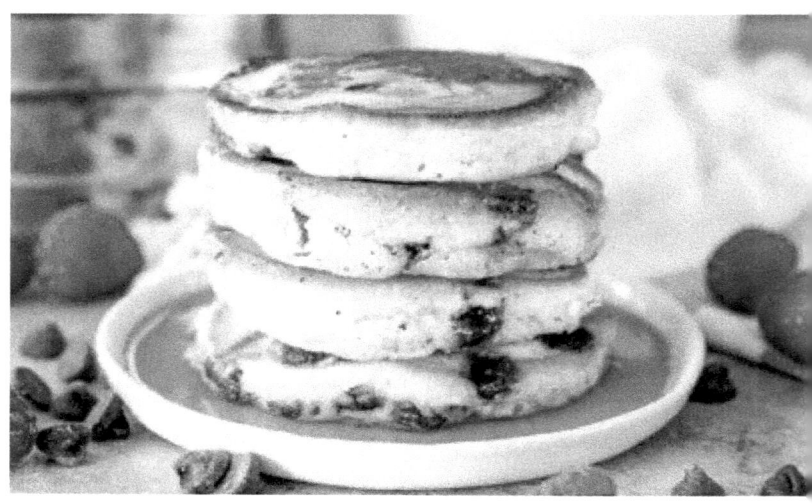

مكونات

- 2/3 كوب دقيق القمح الكامل
- 2/3 كوب دقيق متعدد الأغراض غير مقصور
- 1/3 كوب دقيق الذرة
- 1 ملعقة كبيرة بيكنج باودر
- ½ ملعقة صغيرة من صودا الخبز
- 2 كوب زبادي بالفانيليا خالي الدسم
- 3/4 كوب بديل البيض خالي الدسم
- 2 ملعقة كبيرة زيت كانولا
- 3/4 كوب من الكريمة المخفوقة غير الألبان

a) يُمزج الدقيق، ودقيق الذرة، ومسحوق الخبز، وصودا الخبز في وعاء كبير. يُضاف الزبادي وبديل البيض ورقائق الشوكولاتة والزيت.

b) قم بتغطية مقلاة كبيرة غير لاصقة برذاذ الطبخ وسخنها على نار متوسطة.

c) لكل فطيرة، ضعي ملعقتين كبيرتين من الخليط في المقلاة. اطهي الفطائر لمدة دقيقتين، أو حتى تظهر الفقاعات على السطح وتتماسك الحواف. اقلبها واطهيها حتى يصبح لونها بنيًا خفيفًا، لمدة دقيقتين تقريبًا. رد في التذكير.

d) ضعي فوق كل فطيرة ملعقة صغيرة من الكريمة المخفوقة.

7. وافل الشوكولاتة بالجوز

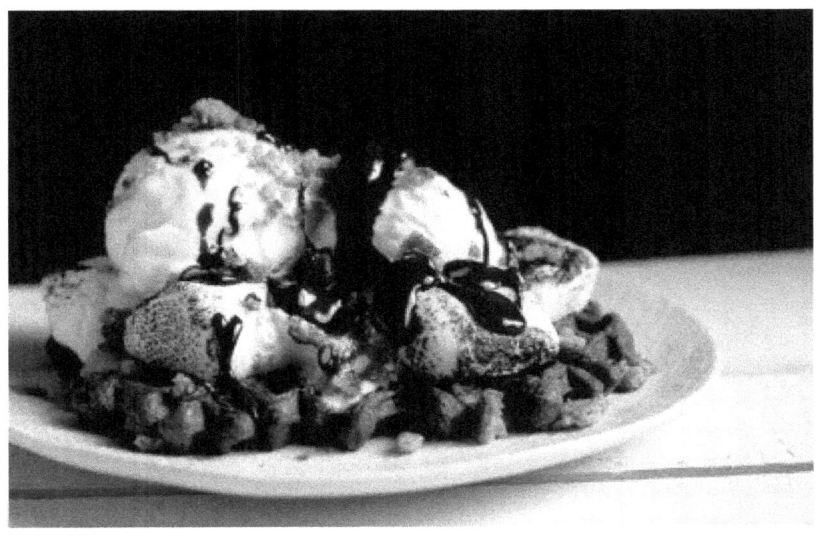

مكونات

- ½ 1 كوب دقيق كامل للمعجنات
- نصف كوب من مسحوق الكاكاو غير المحلى
- 2 ملعقة شاي مسحوق الخبز
- ¼ ملعقة صغيرة من صودا الخبز
- 1 كوب حليب 1%
- نصف كوب من السكر البني المعبأ
- 2 ملعقة صغيرة مسحوق إسبريسو
- 3 ملاعق كبيرة زيت زيتون خفيف
- 3 بياض بيض
- 1/8 ملعقة صغيرة ملح
- 3 ملاعق كبيرة شراب القيقب

a) نخلط الدقيق، ومسحوق الكاكاو، ومسحوق الخبز، وصودا الخبز في وعاء كبير حتى تمتزج المكونات. اصنعي حفرة في وسط خليط الدقيق وأضيفي الحليب والسكر ومسحوق الإسبريسو والزيت. نخلط المكونات معاً حتى تمتزج.

b) قم بتسخين ماكينة الوافل لمدة 4 دقائق، أو حسب تعليمات الشركة المصنعة. أضعاف بياض البيض في خليط الشوكولاتة في 3 إضافات، قابلة للطي فقط حتى يتم دمج الخليط.

c) قم بتغطية شبكات الوافل الساخنة برذاذ الطبخ مباشرة قبل الاستخدام. أضف ما يكفي من الخليط لتغطية شبكات الوافل تقريبًا (2/3 كوب) واطهيها لمدة 3 إلى 4 دقائق.

8. الفطائر الحلوة منخفضة البروتين

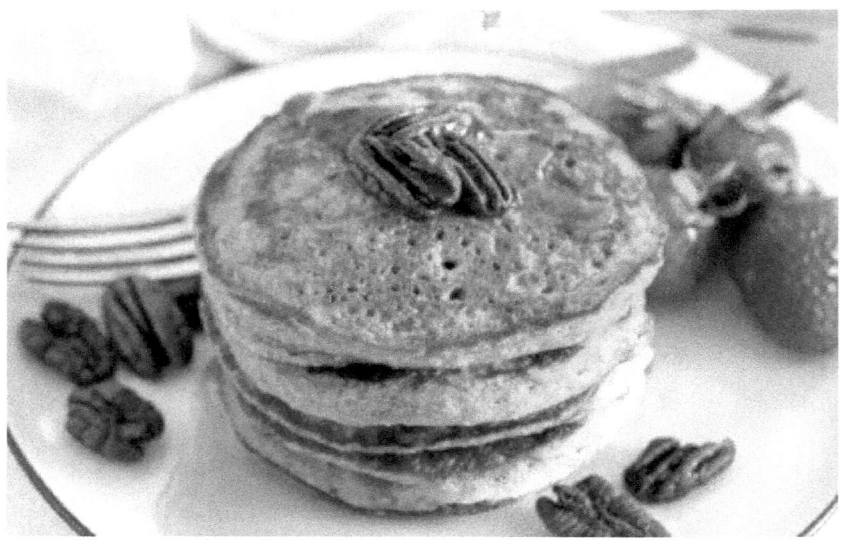

مكونات

- 1 بطاطا حلوة
- 2 ملعقة زيت
- $\frac{1}{4}$ ملعقة صغيرة ملح
- $\frac{1}{4}$ ملعقة صغيرة فلفل
- $\frac{1}{2}$ ملعقة صغيرة أعشاب مشكلة

a) سخني الفرن على حرارة 200 درجة مئوية/المروحة 180 درجة مئوية/علامة الغاز 6.

b) قطعي البطاطا الحلوة إلى أسافين.

c) في وعاء، إرم الأوتاد مع المكونات المتبقية.

d) تُخبز في صينية الخبز لمدة 15-20 دقيقة أو حتى تصبح ذهبية اللون.

9. توست بالموز والشوكولاتة

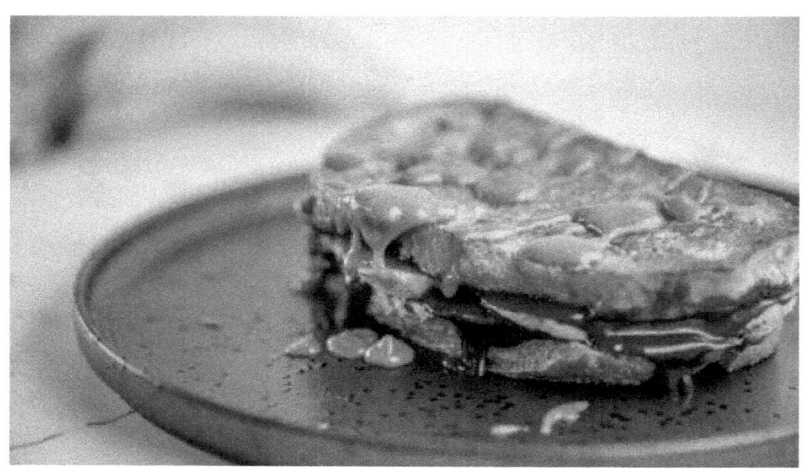

مكونات

- 1 موز، مهروسة

- $\frac{1}{2}$ × 25 جرام فيتابايت بار، مقطع إلى شرائح

- 2 × شريحة خبز منخفض البروتين، مقطعة إلى سمك 1 سم

a) قم بتسخين صانع التوست أو ماكينة تحضير البانيني وفقًا لتعليمات الشركة المصنعة .

b) أضيفي الموز إلى الخبز وضعي فوقه الفيتابايت.

c) أضف الشريحة الثانية من الخبز في الأعلى وضعها في صانع التوست أو ماكينة تحضير البانيني.

d) نخب لمدة دقيقتين أو حتى تصبح ذهبية اللون.

10.   توست الجبن والبيستو

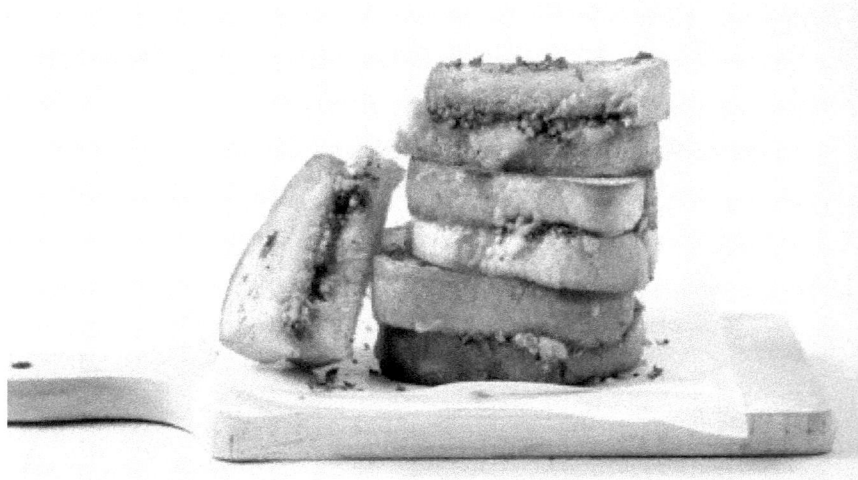

مكونات

- 50 جرام فيولايف أصلية، مبشورة

- 1 ملعقة كبيرة بيستو قليل البروتين

- 2 × شريحة خبز منخفض البروتين، مقطعة إلى سمك 1 سم

a) قم بتسخين صانع التوست أو ماكينة تحضير البانيني وفقًا لتعليمات الشركة المصنعة .

b) أضف Violife إلى شريحة واحدة من الخبز وفوقها البيستو.

c) أضف الشريحة الثانية من الخبز في الأعلى وضعها في صانع التوست أو ماكينة تحضير البانيني.

d) نخب لمدة دقيقتين أو حتى تصبح ذهبية اللون

الوجبات الخفيفة
والأطباق الجانبية

11.   أرز بالزعفران مع الفستق

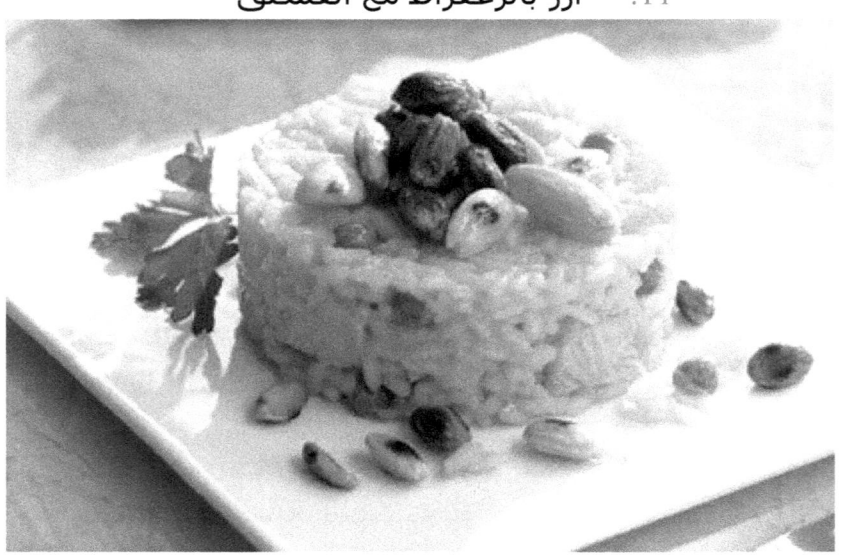

مكونات

- ½ ملعقة صغيرة خيوط زعفران
- 1 ملعقة كبيرة + 2¼ كوب ماء
- 1 ملعقة صغيرة زيت زيتون
- ½ ملعقة صغيرة ملح
- 1 ½ كوب أرز بني سريع التحضير

a) ينقع الزعفران في ملعقة كبيرة من الماء في وعاء صغير لمدة 20 دقيقة. استخدم الجزء الخلفي من الملعقة لهرس الخيوط.

b) نحمص الفستق في مقلاة كبيرة غير لاصقة على نار متوسطة، مع التحريك باستمرار، لمدة 3 إلى 4 دقائق، أو حتى يصبح لونه بني فاتح وتفوح رائحته. نصيحة على طبق واتركها تبرد.

c) يُغلى الزيت والملح والكوبان المتبقيان من الماء حتى يغلي على نار متوسطة إلى عالية. تُخفض الحرارة إلى درجة منخفضة، ويُضاف الأرز وخليط الزعفران، ويُطهى تحت الغطاء لمدة 5 دقائق. أطفئ النار واترك الأرز لمدة 5 دقائق.

d) يُقلب الأرز بالشوكة ويُضاف الفستق.

12. الجزر المحمص البلسميك

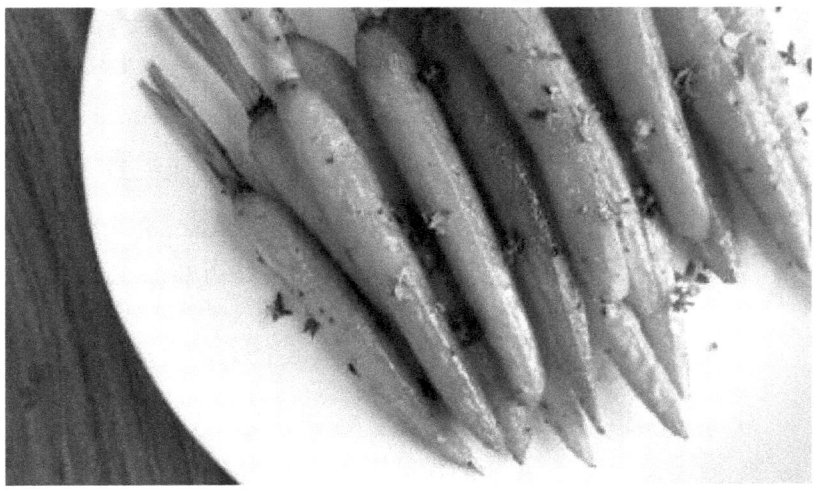

مكونات

- 8 حبات جزر متوسطة الحجم، مقطعة إلى أرباع بالطول
- 1 ملعقة كبيرة خل البلسميك
- ½ ملعقة صغيرة ملح
- ربع ملعقة صغيرة من الفلفل الأسود المطحون الطازج

a) سخني الفرن إلى 450 درجة فهرنهايت.

b) يُمزج الجزر مع ملعقة كبيرة من الزيت والخل والملح والفلفل في مقلاة التحميص.

c) إرم إلى معطف. قم بشويها لمدة 20 إلى 25 دقيقة، مع التقليب من حين لآخر، حتى تصبح الكراميل خفيفة وطرية ولكن لا تزال ثابتة.

d) رذاذ مع ملعقة كبيرة من الزيت المتبقية.

13. البطاطا المشوية

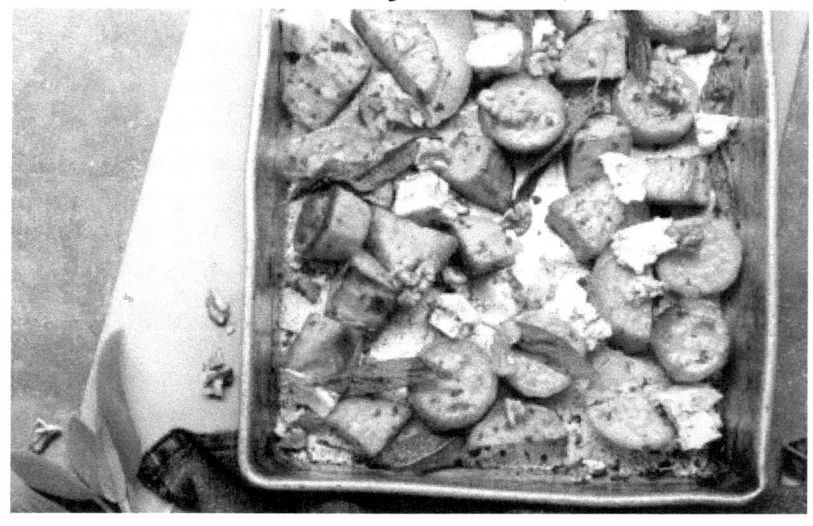

مكونات

- 1 رطل من البطاطس الصغيرة ذات القشرة الرقيقة، مقطعة إلى نصفين
- 1½ ملعقة صغيرة زيت زيتون
- ربع ملعقة صغيرة من الفلفل الأسود المطحون الطازج
- 1/8 ملعقة صغيرة ملح
- 2 أوقية جبنة زرقاء مفتتة
- 2 بصل أخضر، مقطع إلى شرائح رفيعة

a) سخني الفرن إلى 425 درجة فهرنهايت. قم بتغطية طبق الخبز مقاس 9 × 9 بوصة برذاذ الطبخ أو قم بتبطينه بورق البرشمان. ضعي البطاطس في الطبق المجهز واخلطيها مع الزيت والفلفل والملح. اقلب الجانب المقطوع لأسفل في المقلاة. اشويها لمدة 30 إلى 35 دقيقة، أو حتى تصبح طرية جدًا وذهبية اللون قليلاً من الجانب السفلي.

b) في هذه الأثناء، ضعي الجوز في صينية خبز صغيرة أو مقلاة مقاومة للفرن ثم ضعيها في الفرن لتحمص لمدة 6 إلى 8 دقائق. نصيحة في وعاء واتركها تبرد. أضيفي الجبن الأزرق والبصل الأخضر وافتتيه بأصابعك.

c) عندما تنضج البطاطس، اقلبيها ورشيها بالتساوي بخليط الجوز. اخبزيها لمدة 5 دقائق أطول، أو حتى تذوب الجبنة.

14. طاجن الاسكواش بالجبنة

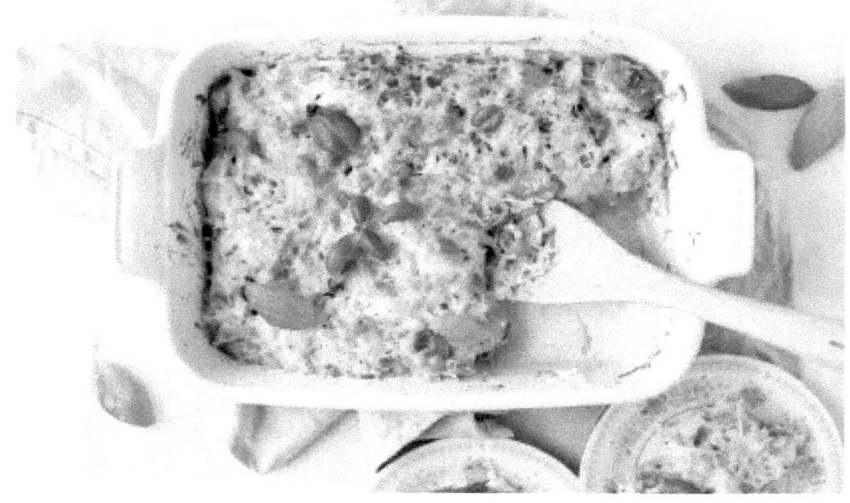

مكونات

- 1 قرع معكرونة، مقسمة إلى نصفين ومنزوعة البذور
- 2 ملعقة كبيرة زيت زيتون
- 1 بصلة صغيرة، مفرومة
- 2 فص ثوم، مفروم
- 1 ملعقة كبيرة ريحان طازج مفروم، أو 1 ملعقة صغيرة مجفف
- 2 حبة طماطم، مفرومة
- 1 كوب جبن قريش 1%
- نصف كوب من جبنة الموزاريلا قليلة الدسم، مبشورة
- ربع كوب من البقدونس الطازج المفروم
- ¼ ملعقة صغيرة ملح
- ¼ كوب مبشور
- جبنة البارميزان
- 3 ملاعق كبيرة من فتات خبز القمح الكامل

a) ضع القرع، مقطعًا إلى الأسفل، على صينية الخبز المجهزة. اخبزيها لمدة 30 دقيقة، أو حتى تنضج. باستخدام شوكة، قومي بكشط خيوط القرع في وعاء كبير.

b) في هذه الأثناء، سخني الزيت في مقلاة متوسطة على نار متوسطة. أضيفي البصل والثوم والريحان، واطهيه لمدة 4 دقائق. أضيفي الطماطم واطهيها لمدة 3 دقائق.

c) أضيفي الجبنة القريش، والموزاريلا، والبقدونس، والملح، وخليط الطماطم إلى وعاء القرع. إرم إلى معطف. ضعيها في طبق الخبز المُجهز. انثري الصنوبر والبارميزان وفتات الخبز فوقها.

d) اخبزيها لمدة 30 دقيقة، أو حتى تصبح ساخنة وشمبانيا.

15. رقائق البطاطس والجواكامولي

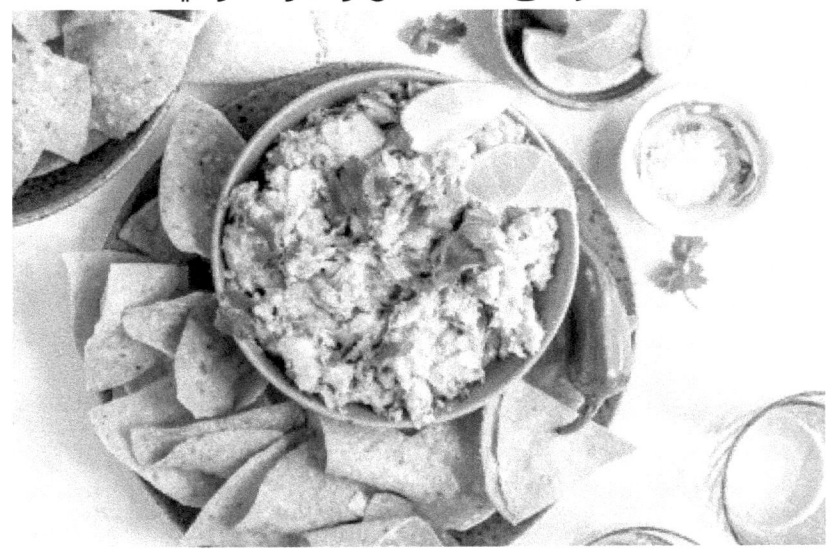

مكونات

- 1 حبة طماطم كبيرة، مفرومة
- $\frac{1}{4}$ بصل أبيض، مقطع إلى مكعبات
- ربع كوب من الكزبرة الطازجة المفرومة
- ربع كوب عصير ليمون طازج
- 1 حبة فلفل هالبينو تشيلي طازج، مفروم
- $\frac{1}{4}$ ملعقة صغيرة ملح
- نصف ملعقة صغيرة من الصلصة الحارة الخضراء أو الحمراء، مثل تاباسكو
- 8 حبات تورتيلا من القمح الكامل (قطر 8 بوصات) رشة من الزيت النباتي ومسحوق الفلفل الحار

a) ضع الأفوكادو والطماطم والبصل والكزبرة وعصير الليمون والفلفل والملح والصلصة الحارة (إذا كنت تستخدم) في وعاء متوسط. يقلب حتى مجتمعة.

b) سخني الفرن إلى 350 درجة فهرنهايت. انشر التورتيلا على سطح العمل. معطف بخفة مع رذاذ الزيت النباتي. يرش بخفة مع مسحوق الفلفل الحار. اقلب التورتيلا وكرر ذلك مع الرذاذ ومسحوق الفلفل الحار.

c) ضع التورتيلا في كومة. باستعمال سكين مسننة، قطعي الكومة إلى 8 قطع متساوية. انشر المثلثات على صينية خبز أو صفائح حتى لا تتلامس. اخبزيها لمدة 10 دقائق تقريبًا، أو حتى تصبح مقرمشة وتبدأ في النفخ.

16. سبايسي سناك ميكس

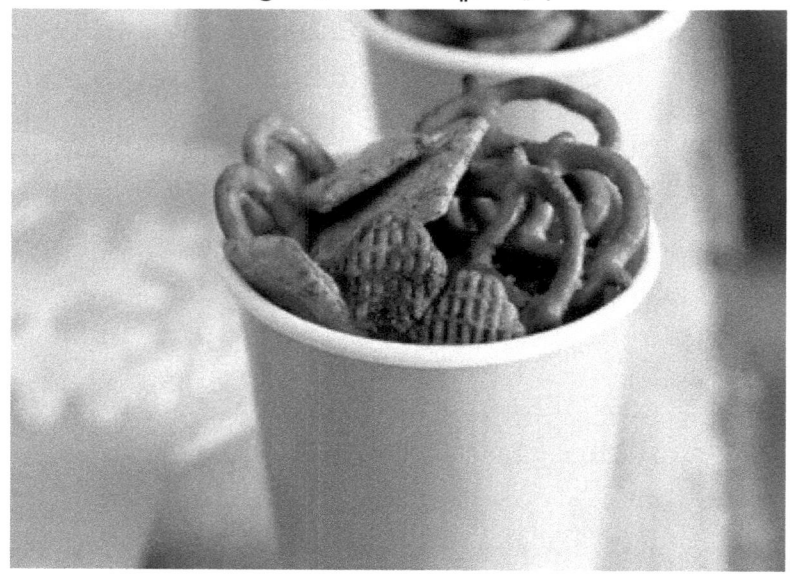

مكونات

- نصف كوب زيت كانولا
- 1 ملعقة كبيرة مسحوق الفلفل الحار
- 1 ملعقة صغيرة كمون مطحون
- 1 ملعقة صغيرة أوريجانو مجفف
- ½ ملعقة صغيرة ملح
- ¼ ملعقة صغيرة فلفل أحمر مطحون
- 3 أكواب من الحبوب المربعة متعددة الحبوب
- 2 كوب شوفان أو حبوب متعددة الحبوب
- 2 كوب من أصابع البريتزل متعددة الحبوب

a) يُمزج الزيت ومسحوق الفلفل الحار والكمون والأوريجانو والملح والفلفل في كوب قياس صغير.

b) قم بجمع مربعات الحبوب وبذور عباد الشمس وحبوب الشوفان والمعجنات في وعاء طهي بطيء بسعة 3 إلى 5 لتر. يُرش خليط الزيت، ويُقلب حتى يتغطى جيدًا. يغطى ويطهى على نار خفيفة لمدة 2 إلى 3 ساعات، مع التحريك مرتين خلال وقت الطهي. تأكد من التحقق من الخليط بعد ساعتين، حيث يمكن أن تختلف أوقات الطهي البطيء.

c) أزيلي الغطاء خلال النصف ساعة الأخيرة من الطهي حتى يجف المزيج.

17. ألواح الجرانولا والكرز المجفف

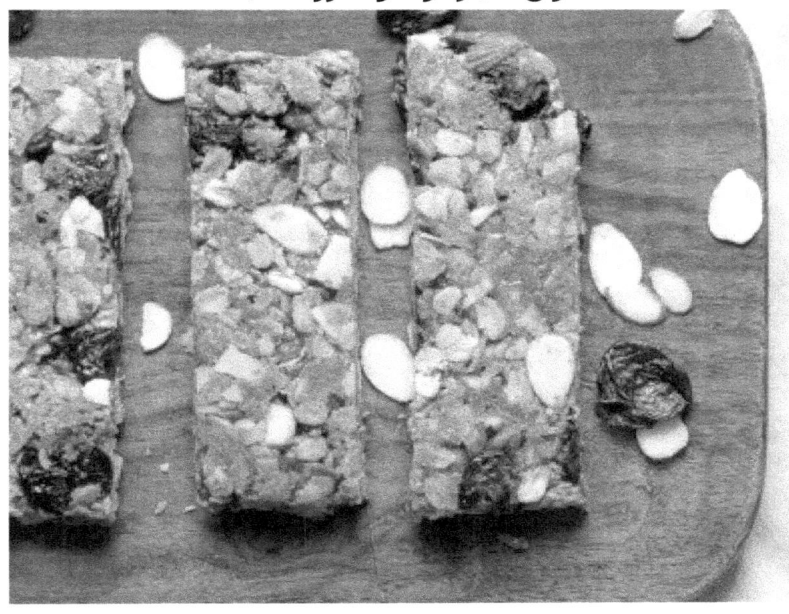

مكونات

- 1 ½ كوب شوفان عادي جاف
- 1 ملعقة كبيرة دقيق متعدد الأغراض
- 2/3 كوب من الكرز المجفف غير المحلى
- 2 بيضة
- 1 كوب سكر بني فاتح معبأ
- 1 ملعقة كبيرة زيت كانولا
- 1 ملعقة صغيرة قرفة مطحونة
- ¼ ملعقة صغيرة ملح
- 1 ملعقة صغيرة خلاصة الفانيليا

a) ضعي كوبًا واحدًا من الكاجو ونصف كوب من الشوفان على صينية خبز كبيرة ذات جوانب. اخبزيها لمدة 10 دقائق، أو حتى تتحمص، مع التحريك مرة واحدة. اجلس جانبا.

b) ضعي الدقيق مع كوب الشوفان المتبقي ونصف كوب الكاجو في محضرة الطعام المزودة بشفرة معدنية. عملية حتى سلسة. ننقله إلى وعاء متوسط الحجم ونمزجه مع الكرز والكاجو والشوفان المحفوظ.

c) نخفق البيض والسكر البني والزيت والقرفة والملح والفانيليا في وعاء كبير. يُضاف خليط الشوفان والكاجو ويُحرَّك المزيج حتى تمتزج جيدًا. تنتشر في المقلاة المجهزة.

d) اخبزيها لمدة 30 دقيقة، أو حتى يصبح لونها بنياً ذهبياً.

18. فطائر الفاكهة والمكسرات

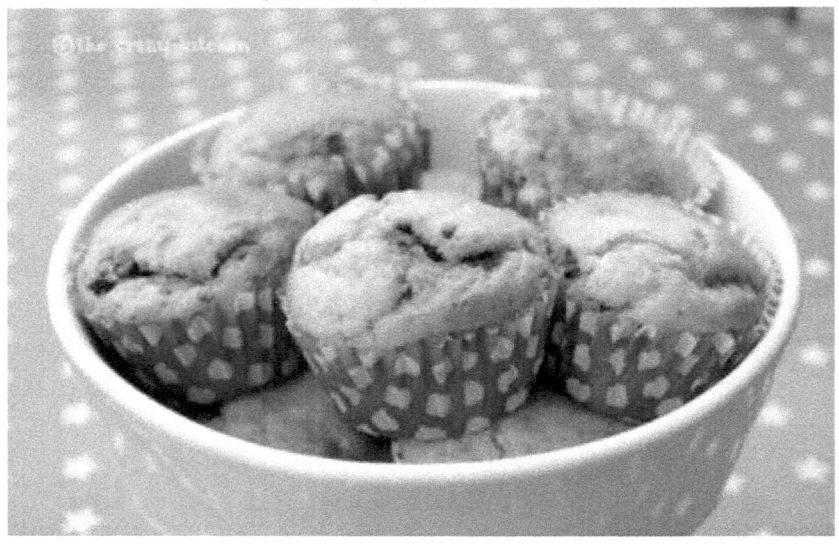

مكونات

- 1 3/4 كوب طحين الحبوب الكاملة
- 1½ ملعقة صغيرة بيكنج باودر
- 1½ ملعقة صغيرة قرفة مطحونة
- ½ ملعقة صغيرة من صودا الخبز
- ¼ ملعقة صغيرة ملح
- 1 كوب زبادي فانيليا خالي الدسم
- نصف كوب سكر بني
- 1 بيضة
- 2 ملعقة كبيرة زيت كانولا
- 1 ملعقة صغيرة خلاصة الفانيليا
- نصف كوب من الأناناس المهروس في العصير، والمصفى
- 1/3 كوب زبيب أو زبيب
- ¼ كوب من الجزر المبشور

a) سخني الفرن إلى 400 درجة فهرنهايت.

b) يُمزج الدقيق مع مسحوق الخبز، والقرفة، وصودا الخبز، والملح في وعاء كبير. يُمزج الزبادي والسكر البني والبيض والزيت والفانيليا في وعاء متوسط. يُضاف خليط الزبادي إلى خليط الدقيق حتى تمتزج المكونات. (الكتل على ما يرام.) أضف البقان والأناناس والكشمش أو الزبيب والجزر.

c) قسمي الخليط بالتساوي بين 12 كوب مافن مغطى برذاذ الطبخ.

d) اخبزيها لمدة 20 دقيقة، أو حتى يتم إدخال عود أسنان في وسط الكعكة ويخرج نظيفًا.

19. كرات لحم الخنزير واللوز

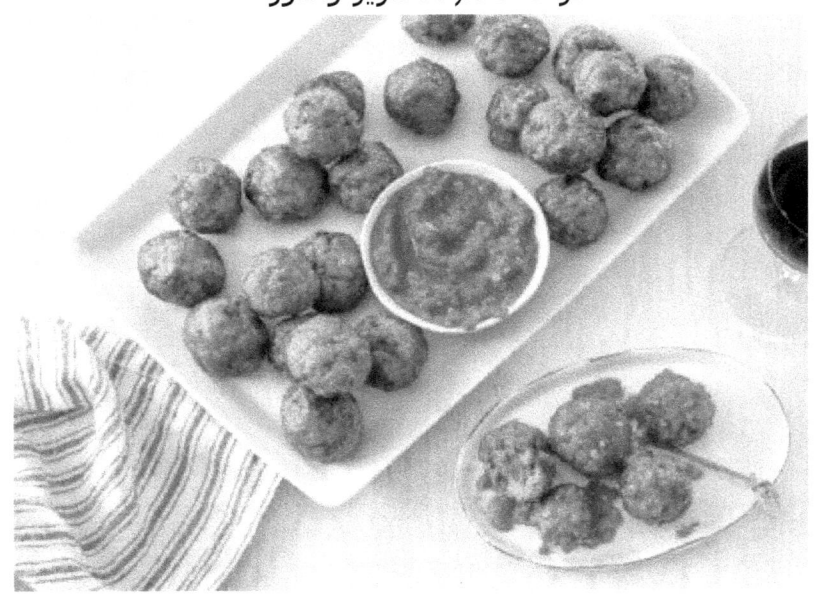

مكونات

- 1 رطل من لحم الخنزير المقدد، مسلوق ومقطع إلى قطع صغيرة
- $\frac{1}{2}$ 1 ملعقة صغيرة ريحان مجفف مطحون
- 2 فص ثوم، مفروم
- 2 ملعقة صغيرة خل النبيذ الأحمر
- $\frac{1}{4}$ ملعقة صغيرة ملح
- ربع ملعقة صغيرة من الفلفل الأسود المطحون الطازج، وزيت الزيتون في زجاجة رذاذ

a) سخني الفرن إلى 375 درجة فهرنهايت. قم بتغطية صينية خبز كبيرة برذاذ الطبخ. اجلس جانبا.

b) اطحني اللوز في وعاء محضرة الطعام المزود بشفرة معدنية حتى يتم تقطيعه بشكل خشن. أضيفي لحم الخنزير، المريمية، الثوم، الخل، الملح، والفلفل. نبض حتى الأرض بالتساوي.

c) يُقسّم الخليط إلى 12 جزءًا متساويًا ويُلف على شكل كرات اللحم. رتب على المقلاة المجهزة. رش بخفة مع الزيت.

d) اخبزيها لمدة 25 دقيقة تقريباً، أو حتى تنضج.

الحلويات

20. حانات الوجبات الخفيفة ذات القرع المزدوج

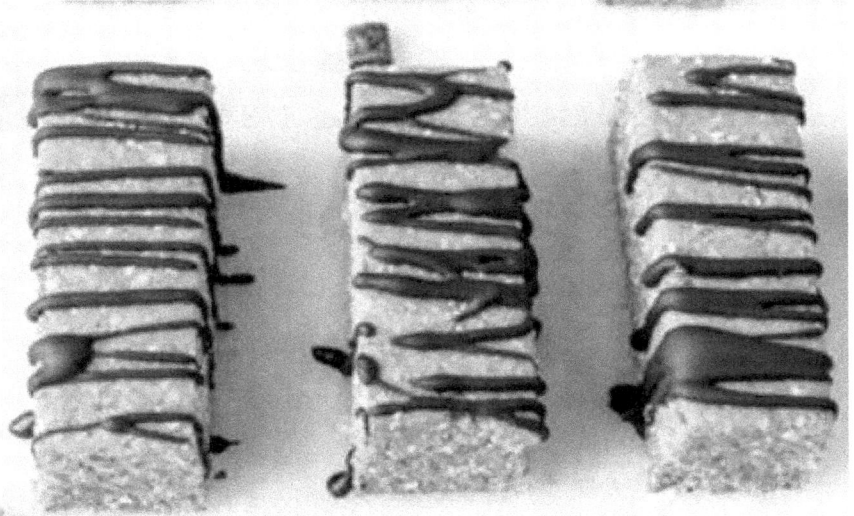

مكونات

- 1 كوب من اليقطين المعلب
- 1 كوب جزر مبشور
- نصف كوب سكر
- 1/3 كوب من التوت البري أو الزبيب المجفف
- ربع كوب زيت كانولا
- 2 بيضة كبيرة
- 1 كوب دقيق كامل للمعجنات
- 1 ملعقة صغيرة بيكنج باودر
- 1 ملعقة صغيرة قرفة مطحونة
- $\frac{1}{2}$ ملعقة صغيرة من صودا الخبز
- $\frac{1}{4}$ ملعقة صغيرة ملح

a) قم بقياس كوب واحد من بذور اليقطين في الخلاط أو معالج الطعام وقم بمعالجته حتى يتم طحنه جيدًا. اجلس جانبا . تُقطع البذور المتبقية بشكل خشن وتوضع جانباً.

b) يُمزج اليقطين والجزر والسكر والتوت البري أو الزبيب والزيت والبيض في وعاء كبير ويُحرَّك المزيج جيدًا حتى يمتزج. أضيفي الدقيق، وبذور اليقطين المطحونة، ومسحوق الخبز، والقرفة، وصودا الخبز، والملح. مزيج حتى المخلوطة.

c) نسكب العجينة في القالب المجهز ونوزعها بشكل متساوي. يرش بذور اليقطين المفرومة المحفوظة. اخبزيها لمدة تتراوح بين 22 إلى 25 دقيقة، أو حتى يعود الجزء العلوي للخلف عند الضغط عليه برفق. تبرد تمامًا في المقلاة على الرف قبل تقطيعها إلى 12 بارًا.

.21 حصاد كعكة التفاح

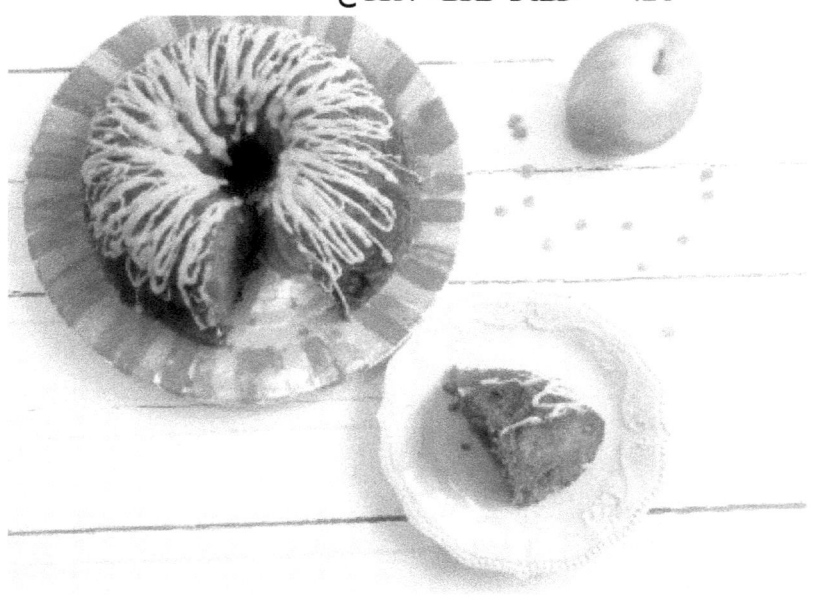

مكونات

- 2 تفاح جراني سميث، مقشر، ومنزوع البذور
- 3/4 كوب سكر بني معبأ
- ½ 1 كوب دقيق كامل للمعجنات
- 1 ملعقة صغيرة من صودا الخبز
- 1 ملعقة صغيرة قرفة مطحونة
- 1 ملعقة صغيرة زنجبيل مطحون
- ½ ملعقة صغيرة جوزة الطيب مطحون
- ½ ملعقة صغيرة ملح
- 1/3 كوب لبن قليل الدسم
- 1/3 كوب زيت كانولا
- 1 بيضة كبيرة
- 1 ملعقة صغيرة خلاصة الفانيليا
- ½ كوب زبيب

a) الجمع بين التفاح والسكر البني في وعاء كبير .

b) يُمزج الدقيق مع صودا الخبز، والقرفة، والزنجبيل، وجوزة الطيب، والملح في وعاء منفصل.

c) اخلطي اللبن والزيت والبيض والفانيليا في وعاء صغير حتى تمتزج. نسكب خليط اللبن فوق خليط التفاح ونضيف جوز البقان والزبيب. يقلب حتى مجتمعة. أضيفي خليط الدقيق وحركي حتى يمتزج الخليط. تصب في المقلاة المجهزة وتوزع بالتساوي. اخبزيها لمدة 35 إلى 40 دقيقة .

d) تبرد في المقلاة على الرف. خدمة الحارة أو في درجة حرارة الغرفة.

22.   كعكة الشوكولاتة والكوسة الخفيفة

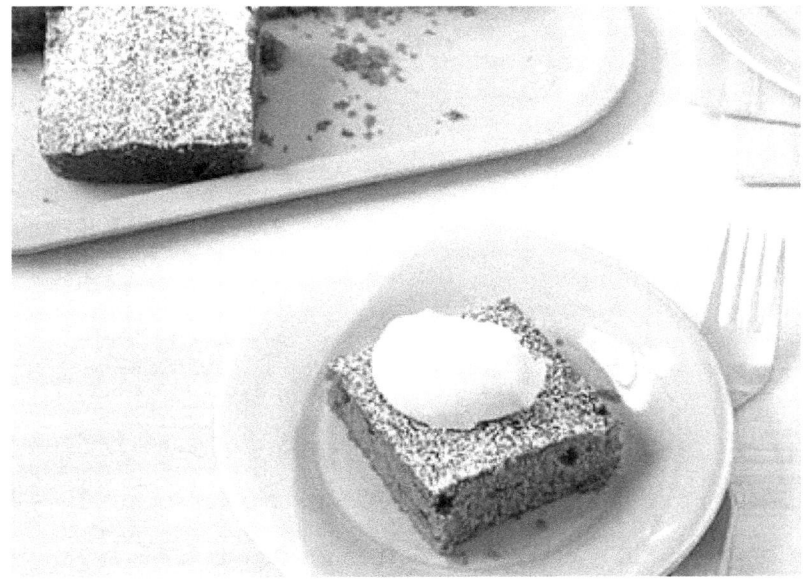

مكونات

- 1 3/4 كوب دقيق القمح الكامل
- 1½ ملعقة صغيرة بيكنج باودر
- ½ ملعقة صغيرة من صودا الخبز
- ¼ ملعقة صغيرة ملح
- 2 بيضة
- نصف كوب سكر
- نصف كوب من زبادي الفانيليا قليل الدسم
- 1/3 كوب زيت كانولا
- 1 ملعقة صغيرة خلاصة الفانيليا
- ½ 1 كوب كوسة مقطعة

a) يُمزج الدقيق، ومسحوق الخبز، وصودا الخبز، والملح في وعاء كبير.

b) اخفقي البيض والسكر والزبادي والزيت والفانيليا في وعاء متوسط الحجم. أضيفي الكوسة و$1\frac{1}{2}$ كوب من رقائق البطاطس. يُضاف خليط الدقيق إلى خليط الدقيق حتى يمتزج. يُوزّع المزيج في القالب المُجهز ويُخبز لمدة 30 دقيقة، أو حتى يصبح لونه بنيًا خفيفًا ويُخرج عودًا خشبيًا نظيفًا بعد إدخاله في المنتصف.

c) نخرجها من الفرن ونرش ما تبقى من كوب ونصف من رقائق البطاطس فوق الكعكة. وزعيها باستخدام ملعقة صغيرة عندما تذوب لتشكل كريمة، ثم ضعيها مرة أخرى في الفرن الدافئ، إذا لزم الأمر، لمدة دقيقة واحدة تقريبًا.

23. غمس البسكويت بصلصة الفول السوداني

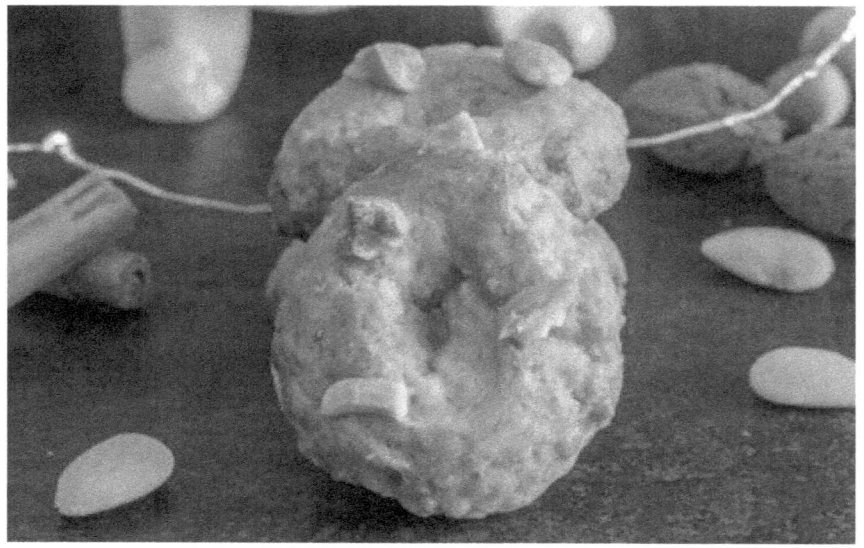

مكونات

- 2 كوب دقيق قمح كامل
- ½ ملعقة صغيرة من صودا الخبز
- ¼ ملعقة صغيرة ملح
- 1 ملعقة صغيرة قرفة مطحونة
- ½ ملعقة صغيرة زنجبيل مطحون
- 4 ملاعق كبيرة سمن خالي الدسم
- 2 ملعقة كبيرة زيت كانولا
- 1/3 كوب سكر بني غامق معبأ
- 1/3 كوب + 2 ملعقة كبيرة عسل
- 1 بيضة كبيرة
- نصف كوب من الحليب المبخر خالي الدسم

a) يُمزج الدقيق، وصودا الخبز والملح، والقرفة، والزنجبيل في وعاء متوسط الحجم. اجلس جانبا.

b) اخفقي السمن والزيت والسكر البني وثلث كوب من العسل والبيضة بالخلاط اليدوي. أضف المكونات الجافة المحفوظة وحركها حتى تمتزج.

c) ضعي ملاعق كبيرة مستديرة على صينية الخبز المجهزة واخبزيها لمدة 10 إلى 12 دقيقة أو حتى تصبح ذهبية اللون. اتركها تبرد على الصواني لمدة 5 دقائق. نقل إلى رف لتبرد تماما.

d) اصنعي الصلصة عن طريق تسخين زبدة الفول السوداني والحليب وملعقتين كبيرتين من العسل في قدر صغيرة على نار خفيفة. يقلب باستمرار حتى يذوب ويصبح ناعمًا. يقدم دافئا.

24. معكرونة الشوكولاتة واللوز

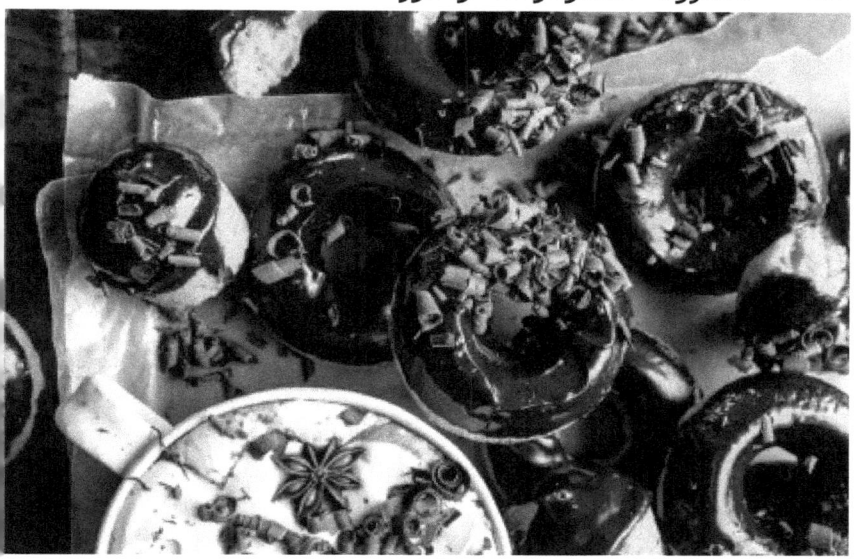

مكونات

- 3/4 كوب من اللوز المقشر
- نصف كوب سكر
- 4 بياض بيض
- ربع كوب من مسحوق الكاكاو غير المحلى
- 1 ملعقة صغيرة خلاصة الفانيليا
- ½ ملعقة صغيرة من خلاصة اللوز
- ¼ ملعقة صغيرة ملح
- نصف كوب حليب كامل الدسم
- 2 ملعقة كبيرة سكر بني معبأ

a)   نحمص اللوز في مقلاة كبيرة وعميقة على نار متوسطة مع التحريك المستمر لمدة 3 دقائق أو حتى يصبح ذهبي اللون. ضعه في وعاء معالج الطعام المزود بشفرة معدنية. أضف 1 ملعقة كبيرة من السكر

b)   يخفق بياض البيض بالخلاط الكهربائي على سرعة عالية حتى يتكون بياض البيض على شكل قمم ناعمة. تغلب تدريجياً على السكر المتبقي حتى يحتفظ بياض البيض بقمم صلبة. فاز في الكاكاو والفانيليا ومستخلص اللوز والملح. أضعاف بلطف في اللوز.

c)   نسكب الخليط بواسطة ملاعق كبيرة مدورة على صواني الخبز المجهزة . اخبزيها لمدة 27 إلى 30 دقيقة .

d)   تحضير الصلصة عن طريق تسخين الشوكولاتة والحليب والسكر البني في قدر صغيرة على نار خفيفة. يقلب باستمرار حتى يذوب ويصبح ناعمًا. يقدم دافئا.

25. خبز لحم الديك الرومى

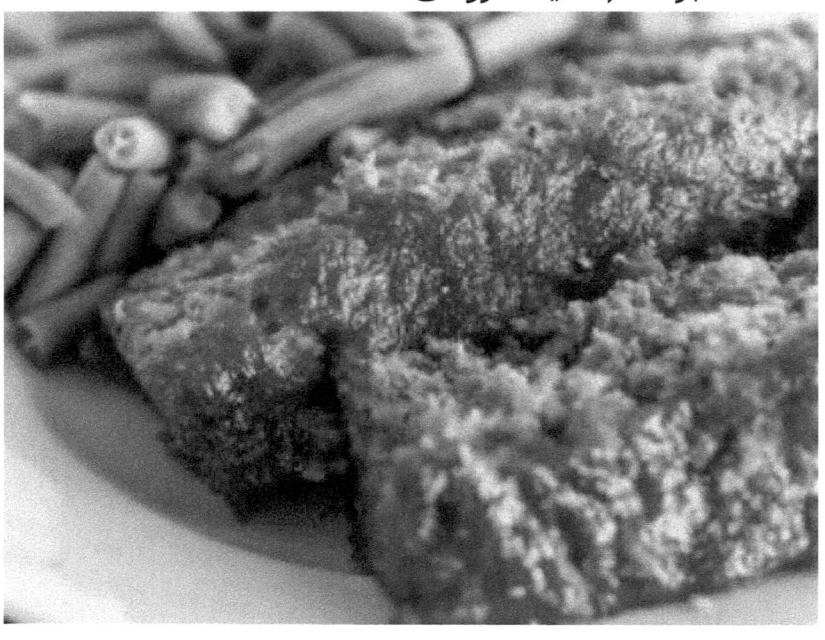

مكونات

- 2 ملعقة صغيرة زيت زيتون
- 1 جزرة كبيرة، مبشورة
- 4 بصل أخضر، مقطع إلى شرائح رفيعة
- 1 فص ثوم، مفروم
- 2 شريحة خبز قمح كامل
- ربع كوب حليب خالي الدسم
- 2 بياض بيضة، مخفوقة قليلاً
- 1 رطل من صدر الديك الرومي المطحون قليل الدهن
- ربع كوب من جبنة البارميزان المبشورة
- 1 ملعقة صغيرة ريحان مجفف

a) سخني الزيت في مقلاة صغيرة غير لاصقة على نار متوسطة. يُضاف الجزر والبصل الأخضر والثوم ويُطهى مع التحريك كثيرًا لمدة 3 دقائق أو حتى ينضج. إزالة من الحرارة.

b) في هذه الأثناء، قومي بتقطيع الجوز في محضرة الطعام المزودة بشفرة معدنية. نكسر الخبز ونضيفه إلى الجوز. نبض حتى يتم طحن كلاهما إلى فتات ناعمة. نقل إلى وعاء كبير. بواسطة شوكة، أضيفي الحليب وبياض البيض. أضيفي خليط الديك الرومي والبقدونس والجبن والمريمية والملح والفلفل والجزر. مزيج بلطف حتى المخلوطة فقط.

c) قم بتشكيل رغيف حر بطول 7 بوصات وعرض 4½ بوصة على صينية الخبز المجهزة. اخبزيها لمدة 50 إلى 60 دقيقة

26. بسكويت الشوكولاتة والتوت البري

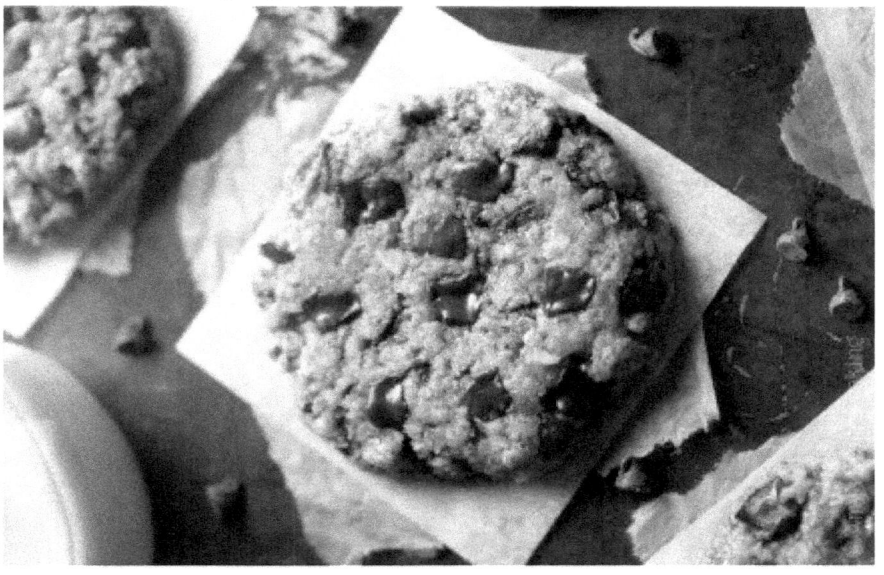

مكونات

- 2 كوب شوفان مطحون
- نصف كوب من دقيق الحبوب الكاملة
- 3/4 ملعقة صغيرة من صودا الخبز
- ½ ملعقة صغيرة قرفة مطحونة
- ¼ ملعقة صغيرة ملح
- نصف كوب سكر بني
- 1/3 كوب زيت كانولا
- 3 بياض بيض كبير
- 2 ملعقة صغيرة خلاصة الفانيليا
- 3/4 كوب من التوت البري، المفروم خشناً
- 1 كوب رقائق شوكولاتة نصف محلاة

a) يُمزج الشوفان والدقيق وصودا الخبز والقرفة والملح في وعاء كبير. اخفقي السكر البني والزيت وبياض البيض والفانيليا في وعاء منفصل. يُسكب خليط السكر في خليط الدقيق ويُحرَّك المزيج جيدًا حتى يمتزج. أضعاف في التوت البري والجوز ورقائق الشوكولاتة.

b) أسقطي الخليط بمقدار ملعقة كبيرة على صفائح الخبز المجهزة. اخبزي البسكويت لمدة 10 دقائق، أو حتى يصبح لونه بنياً ذهبياً. نقل إلى رف معدني لتبرد تماما.

c)

27. بيتزا سانتا في تركيا

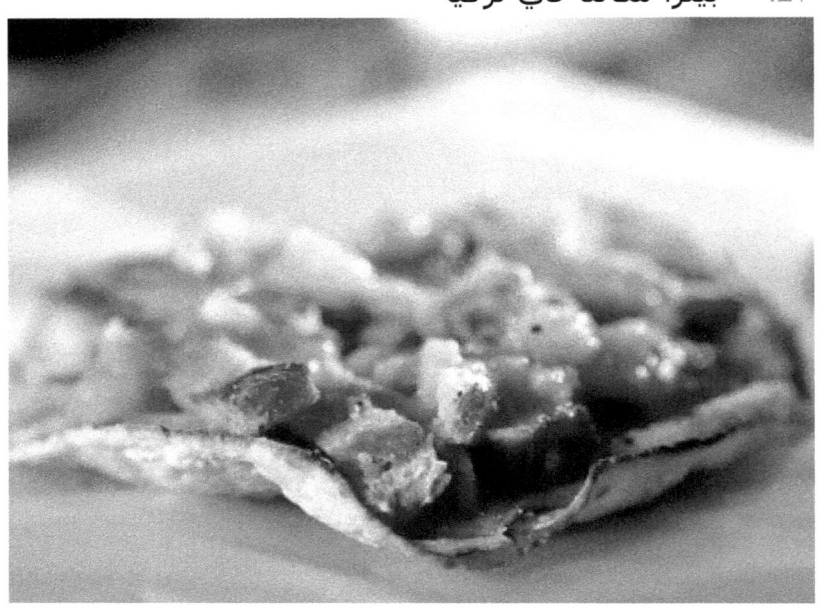

مكونات

- 4 حبات تورتيلا من القمح الكامل
- 6 أونصات من صدر الديك الرومي المطحون
- 1 حبة فلفل أحمر صغيرة الحجم، مفرومة
- 1 كوسة صغيرة، مقطعة إلى شرائح رفيعة
- ربع كوب بصل أحمر مفروم
- 1 كوب ذرة
- 1 كوب فاصوليا سوداء معلبة بدون ملح مضاف إليها
- 1 ملعقة كبيرة مسحوق الفلفل الحار
- $\frac{1}{2}$ 1 كوب صلصة مكتنزة خفيفة
- 2 ملعقة كبيرة كزبرة مفرومة
- ثلث كوب من الجبن المكسيكي المبشور قليل الدسم
- 2 ملعقة كبيرة فلفل هالابينو تشيلي مفروم (اختياري)
- 2 كوب إسكارول مقطع
- $\frac{1}{4}$ كوب كريمة حامضة قليلة الدسم (اختياري)

a) في مقلاة كبيرة غير لاصقة على نار متوسطة إلى عالية، قم بطهي الديك الرومي والفلفل الحلو والكوسا والبصل . أضيفي الذرة والفاصوليا والزيتون ومسحوق الفلفل الحار و3/4 كوب من الصلصة.

b) ضعي فوق التورتيلا خليط الديك الرومي، ثم وزعيه على مسافة $\frac{1}{2}$ بوصة من الحواف. اخبزيها لمدة 8 دقائق . يُرش الجبن ويُخبز لمدة دقيقة إلى دقيقتين أو حتى يذوب.

28. فرابيه البرتقال مع الفراولة

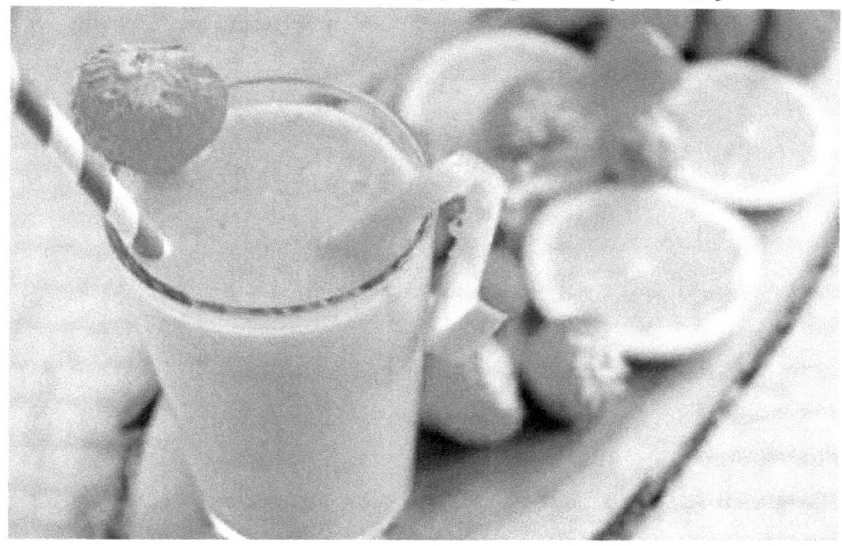

مكونات

- ربع كوب من جبنة الريكوتا قليلة الدسم
- 1 ملعقة كبيرة حليب جاف خالي الدسم
- $1\frac{1}{2}$ ملعقة صغيرة عسل
- 1 ملعقة صغيرة برش برتقال
- ربع كوب من الفراولة المجمدة الطازجة أو المذابة جزئياً والمقطعة إلى شرائح

a) يُمزج الجبن والحليب الجاف والعسل وزيت بذور الكتان وبرش البرتقال في الخلاط

b) العملية حتى سلسة جدا. قمة مع الفراولة

29. عصير التوت

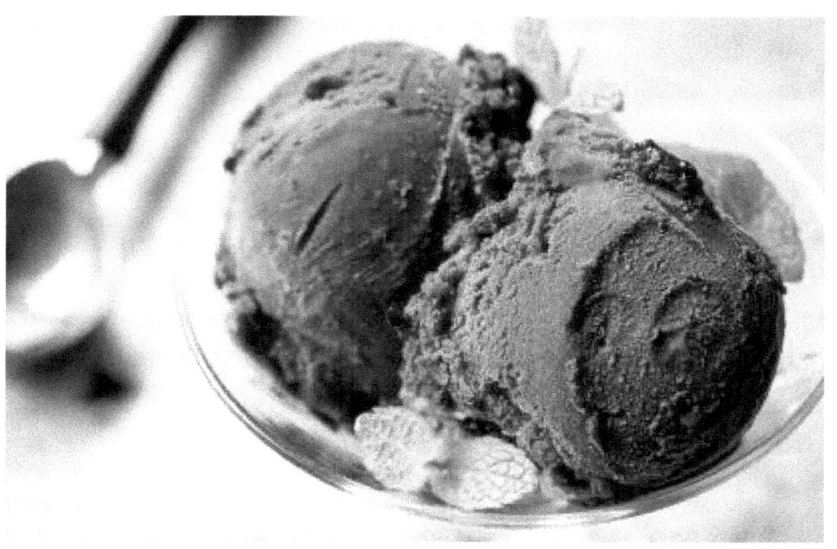

مكونات

- 100 جرام سكر

- 270 مل ماء

- 500 جرام توت

- عصير 1 ليمونة

a) يُضاف السكر والماء إلى المقلاة ويُغلى المزيج لمدة 10 دقائق أو حتى يذوب السكر ويتشكل شراب خفيف.

b) اضربي التوت وعصير الليمون في الخلاط حتى يصبحا ناعمين ثم مرريهما عبر منخل لإزالة البذور.

c) يُسكب في صانع الآيس كريم ويُجمد وفقًا لتعليمات الشركة المصنعة.

30. سوشي

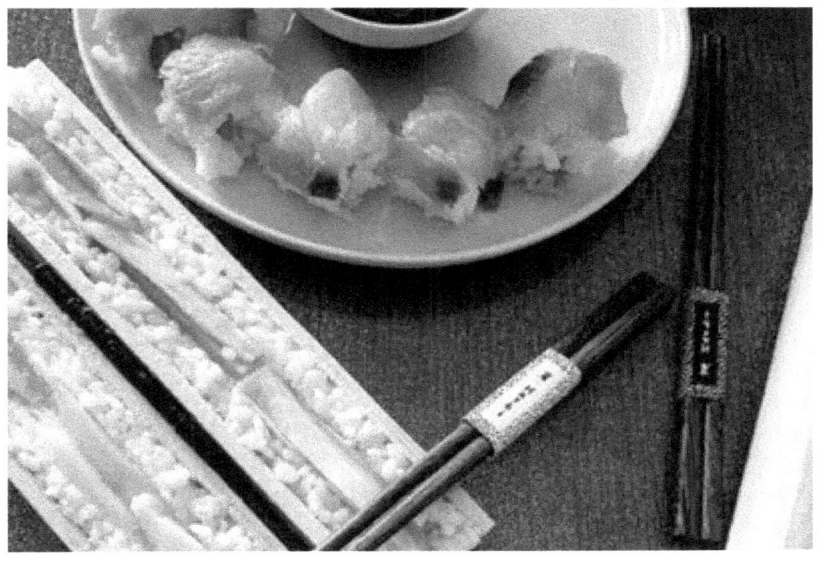

مكونات

- 100 جرام أرز قليل البروتين
- 250 مل ماء
- 2 ملعقة كبيرة خل النبيذ الأبيض الياباني
- 1 ملعقة كبيرة ميرين
- 2 ملعقة صغيرة سكر ناعم
- ¼ خيارة، مقطعة إلى شرائح
- ¼ فلفل أحمر
- ½ حبة من الأفوكادو، مقطعة إلى شرائح صغيرة
- ½ جزرة مقشرة ومقطعة إلى شرائح
- 10 جرام زنجبيل

a) يُسلق الأرز في الماء في مقلاة على نار متوسطة لمدة 20 دقيقة أو حتى يمتص الماء بالكامل.

b) اتركيه ليبرد ثم أضيفي خل النبيذ الأبيض والميرين والسكر الناعم.

c) ضع بعض ورق التغليف على أسطوانة السوشي.

d) قم بتغطية طبقة التشبث بالأرز، ثم قم بتوزيعها بالتساوي على الورقة بأكملها . ضعي الخضار أسفل جانب واحد من السجادة.

31. كعكة بالتوت البري

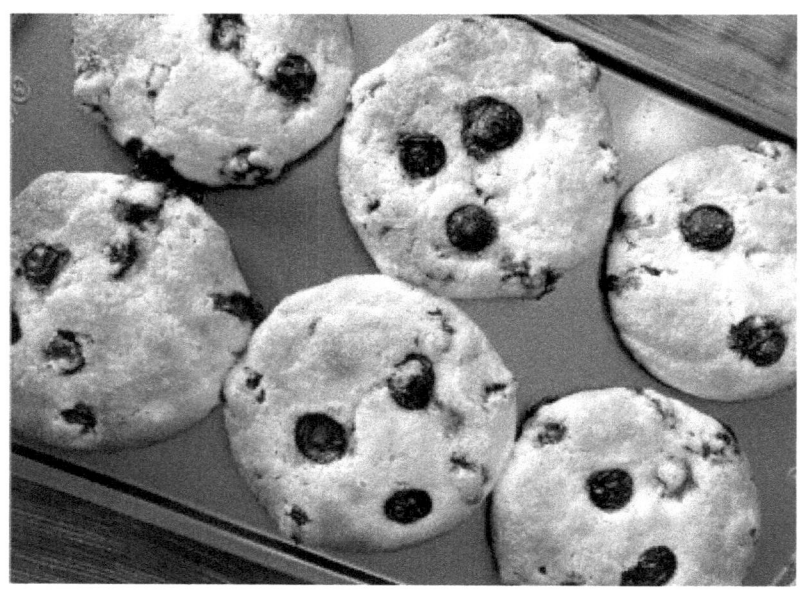

مكونات

- 150 جرام سكر بني

- 1 ملعقة صغيرة بيكنج بودر

- 1 ملعقة صغيرة بديل البيض

- 325 جرام مزيج متعدد الأغراض منخفض البروتين

- 120 جرام مارجرين

- 240 مل عصير برتقال طازج

- 100 جرام توت أزرق

a) ضع السكر ومسحوق الخبز وبديل البيض ومزيج Fate Low Protein متعدد الأغراض في وعاء واخلطهم جيدًا .

b) أضيفي السمن وعصير البرتقال إلى الخليط واخفقي حتى تحصلي على مزيج ناعم.

c) ضعي قوالب المافن في صينية المافن . يُسكب الخليط بالتساوي في 12 قالب مافن.

d) تُخبز في الفرن على الرف الأوسط لمدة 30 دقيقة.

32. حلوى ذهبية

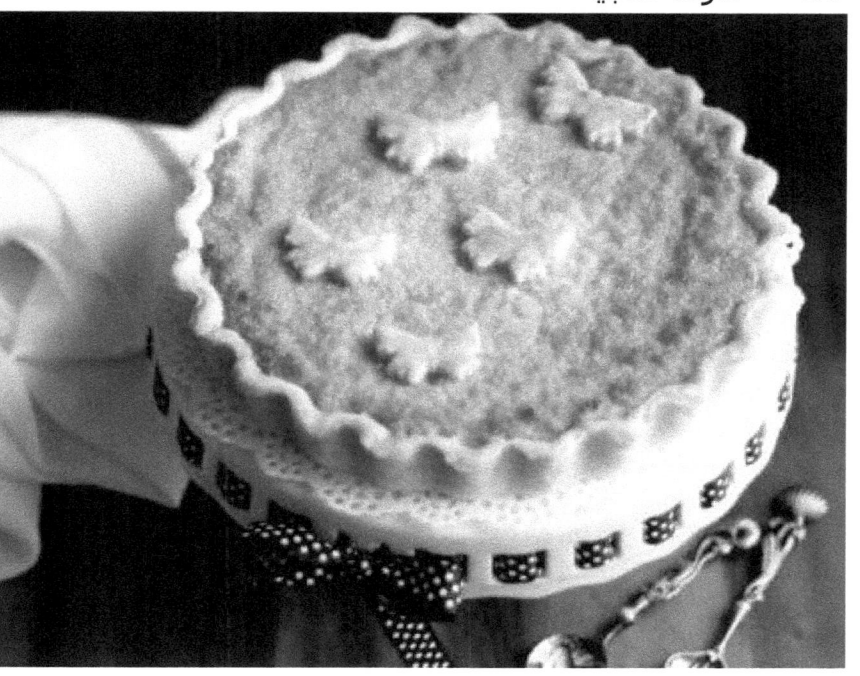

مكونات

- 250 جرام مزيج متعدد الأغراض منخفض البروتين

- 125 جرام سمن ناعم

- 30 جرام سكر

- 60 مل ماء

- لملء:

- 170 جرام خبز قليل البروتين

- 465 جرام شراب ذهبي

- 1 ملعقة صغيرة عصير ليمون

- 2 ملعقة صغيرة بديل البيض

a) افركي مزيج Fate منخفض البروتين لجميع الأغراض والسمن معًا باستخدام أصابعك في وعاء الخلط حتى يبدو مثل الفتات المكتنزة.

b) في وعاء، اخلطي السكر والماء، حتى يختفي السكر. يُضاف خليط القدر إلى عجينة المعجنات.

c) وزعي بعض المزيج متعدد الأغراض قليل البروتين على سطح عمل نظيف وباستخدام قبضات يدك اسحقي المعجنات حتى تصبح ناعمة، اخبزيها في الفرن على الرف الأوسط لمدة 30 دقيقة (للبالغين)

33. أفوجاتو "آيس كريم"

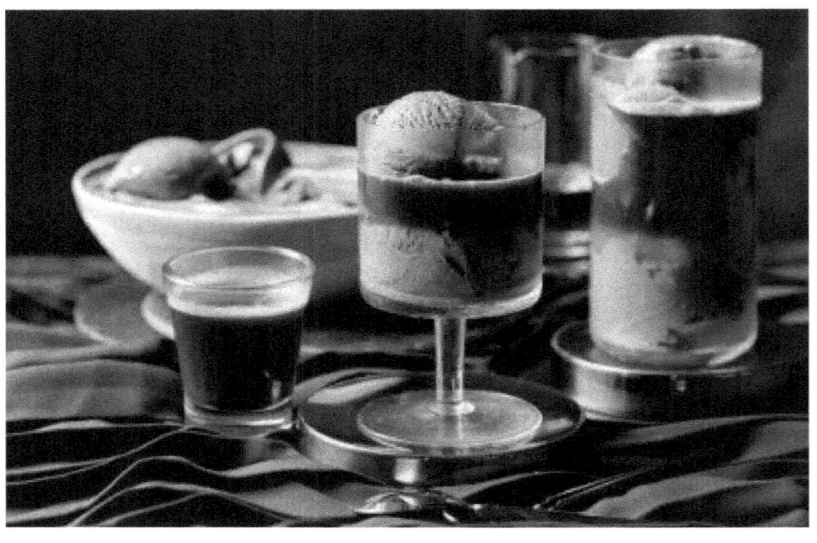

مكونات

- 500 مل كريمة خفق بروزيرو مبردة

- 100 جرام سكر ناعم

- 1 شوت إسبريسو

a) اخفقي " الكريمة " لمدة 2-3 دقائق تقريبًا حتى تصبح سميكة وخفيفة ومتجددة الهواء. أضيفي السكر الناعم وحركي جيداً.

b) نسكب الخليط في وعاء مناسب وندخله إلى الثلاجة لمدة ساعة تقريباً أو حتى يبرد وتبدأ بلورات الثلج بالتشكل حول الأطراف.

c) أخرجه من الفريزر.

d) باستخدام شوكة أو مضرب سلكي، اخفقي " الآيس كريم " بسرعة لتفتيت بلورات الثلج.

e) ضع " الآيس كريم " مرة أخرى في الثلاجة حتى يتماسك لمدة 3 ساعات على الأقل. خذ مغرفة من " الآيس كريم " وفوقها جرعة إسبرسو.

34. بوظة القهوة'

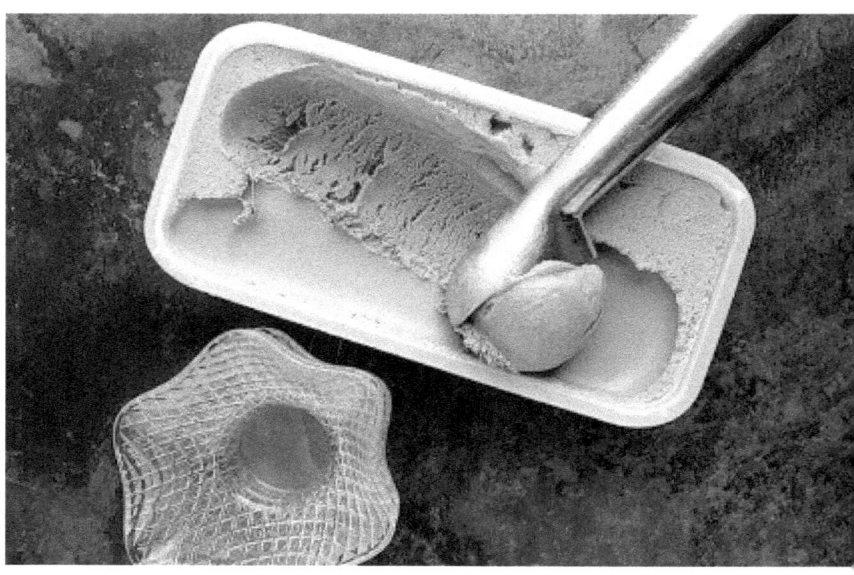

مكونات

- 500 مل كريمة خفق بروزيرو مبردة

- 100 جرام سكر ناعم

- 1-2 ملعقة صغيرة من حبيبات القهوة سريعة الذوبان

a) " كريمة الخفق " المبردة من بروزيرو في وعاء واستخدمي مضرب كهربائي يدوي لخفق " الكريمة " لمدة 2-3 دقائق حتى تصبح سميكة وخفيفة ومتجددة الهواء.

b) أضيفي السكر وحبيبات القهوة وقلبي جيدًا.

c) نسكب الخليط في وعاء مناسب وندخله إلى الثلاجة لمدة ساعة تقريباً أو حتى يبرد وتبدأ بلورات الثلج بالتشكل حول الأطراف.

d) أخرجيه من الفريزر واستخدمي شوكة أو مخفقة سلكية لخفق " الآيس كريم " بسرعة لتفتيت بلورات الثلج.

e) ضع " الآيس كريم " مرة أخرى في الثلاجة حتى يتماسك لمدة 3 ساعات على الأقل.

35. براونيز القهوة

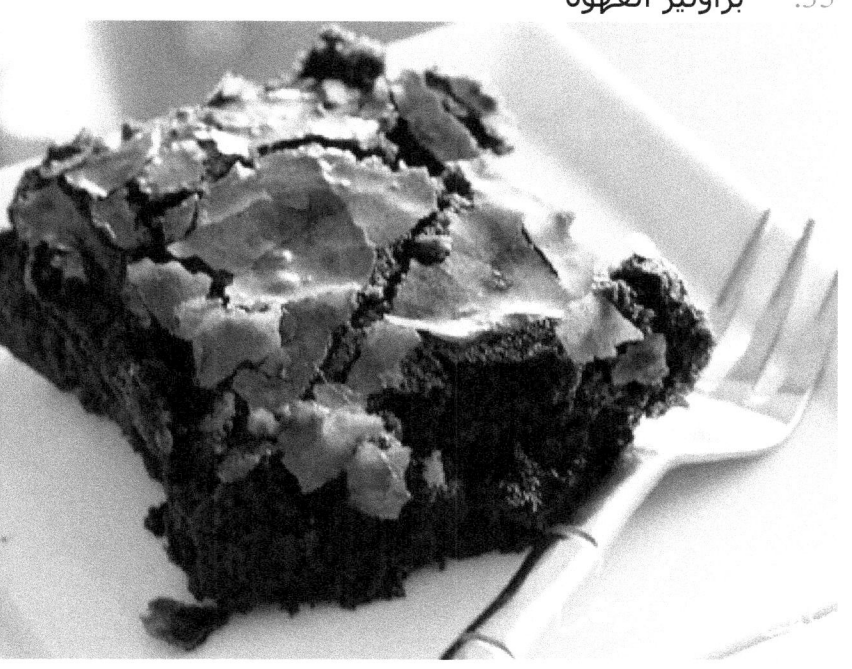

مكونات

- 3 حبات فيتابايت، مقسمة إلى قطع

- 1 خليط كيك بنكهة الشوكولاتة قليل البروتين

- 25 جرام سمن ناعم

- 120 مل بروزيرو

- 1 ملعقة كبيرة حبيبات قهوة سريعة الذوبان

- 1 ملعقة صغيرة خلاصة الفانيليا

a) قم بإذابة Vitabite في وعاء عازل للحرارة فوق قدر من الماء المغلي.

b) ضعي خليط الكيك بنكهة الشوكولاتة قليل البروتين في وعاء الخلط أضف السمن.

c) في كوب منفصل، قم بخلط جوهر ProZero والقهوة والفانيليا وأضفها إلى الوعاء.

d) باستخدام مخفقة البالون، اخلطي جيدًا لمدة دقيقة واحدة، ثم أضيفي فيتابايت المذاب.

e) نسكب الخليط في قالب الكيك المبطن.

f) اخبزيها لمدة 20-25 دقيقة حتى ترتفع.

g) نخرجها من الفرن ونتركها لتبرد لمدة 5-10 دقائق

36. ايبلسكيفير

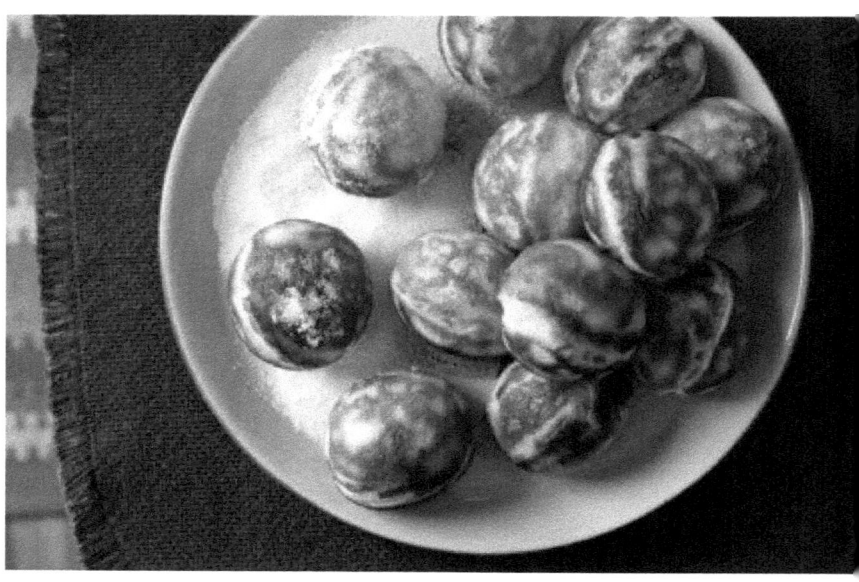

مكونات

- 150 جرام مزيج متعدد الأغراض منخفض البروتين
- 1 ملعقة صغيرة بيكنج باودر
- 1 ملعقة صغيرة ملح
- ½ ملعقة صغيرة قرفة، مطحونة
- 2 ملعقة صغيرة بديل البيض
- 175 مل بروزيرو
- 400 جرام من الخوخ المعلب، مصفى
- 30 جرام سكر بودرة

a) ضعي مزيج Fate Low Protein متعدد الأغراض، ومسحوق الخبز، والملح، والقرفة، وبديل البيض في وعاء واخلطيهم.

b) أضف ProZero وحركه حتى يتكون خليط سميك.

c) ضعي نصف ملعقة كبيرة من الخليط في كل فتحة من فتحات الكب كيك.

d) أضف شريحة واحدة من الخوخ إلى كل قطعة، ثم أضف نصف ملعقة كبيرة أخرى من الخليط في الأعلى.

e) تُخبز في الفرن لمدة 10 دقائق أو حتى تصبح ذهبية اللون.

37. عموم هاجرتي

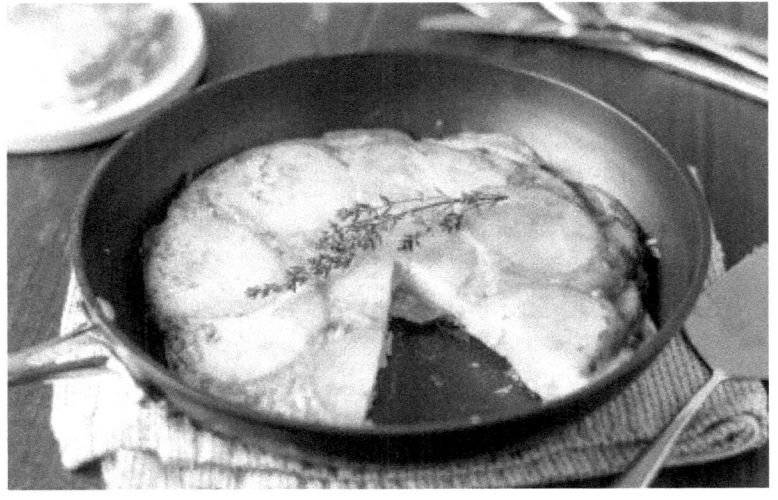

مكونات

- 4 بطاطا حلوة
- 50 جرام زبدة
- 1 بصلة حمراء، مقشرة ومقطعة إلى شرائح
- 1 بصل أبيض، مقشر ومقطع إلى شرائح
- 200 جرام فيولايف قالب النكهة الأصلية
- الملح والفلفل حسب الذوق

a) ضعي البطاطا الحلوة في قدر، ثم غطيها بالماء واتركيها تغلي لمدة 10 دقائق.

b) - يصفى من الماء الزائد. ويترك جانباً ويترك ليبرد. يُضاف 40 جرامًا من الزبدة والبصل الأبيض والأحمر إلى قدر ويُطهى على نار متوسطة لمدة 5 دقائق أو حتى يصبح طريًا.

c) في طبق خزفي، ضعي طبقة من الخضار؛ نصف البصل، ثلث فيولايف، نصف البطاطس، يليه البصل المتبقي، ثلث آخر من فيولايف، البطاطس المتبقية وأخيراً فوقها ما تبقى من فيولايف.

d) يُتبل حسب الرغبة ويُخبز في الفرن لمدة ساعة و30 دقيقة أو حتى يصبح ذهبي اللون وينضج.

38. موس بيضة عيد الفصح

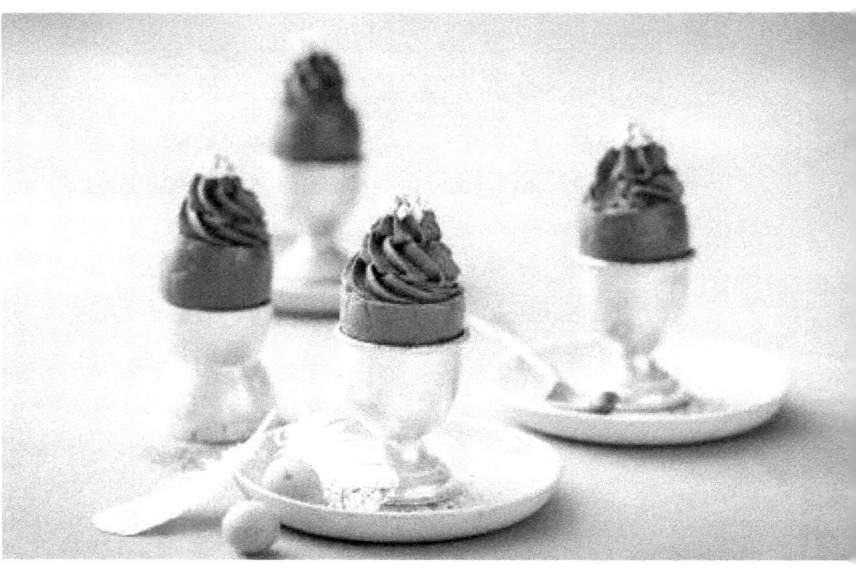

مكونات

- 8 × 25 جرام ألواح فيتابايت
- 25 جرام زبدة
- 75 جرام مارشميلو فريدوم
- 30 مل ماء
- ½ ملعقة صغيرة خلاصة الفانيليا
- 140 مل بروزيرو " كريم مزدوج"

a) قم بإذابة 3 ألواح فيتابايت في وعاء مقاوم للحرارة فوق وعاء من الماء المغلي.

b) نخرج أنصاف البيض من القوالب ونعيدها إلى الثلاجة.

c) ضع ما تبقى من فيتابايت والزبدة والمارشميلو والماء في قدر صغير.

d) يُطهى على نار خفيفة ويُحرَّك جيدًا حتى يصبح الخليط ناعمًا. يرفع عن النار ويترك ليبرد.

e) أضف خلاصة الفانيليا إلى " الكريمة المزدوجة " من ProZero واخفقها حتى تتشكل قمم ثابتة

f) " الكريمة المزدوجة " المخفوقة من ProZero برفق في خليط Vitabite الناعم وقسمها بالتساوي بين قوالب بيض عيد الفصح.

.39 بسكويت جامي

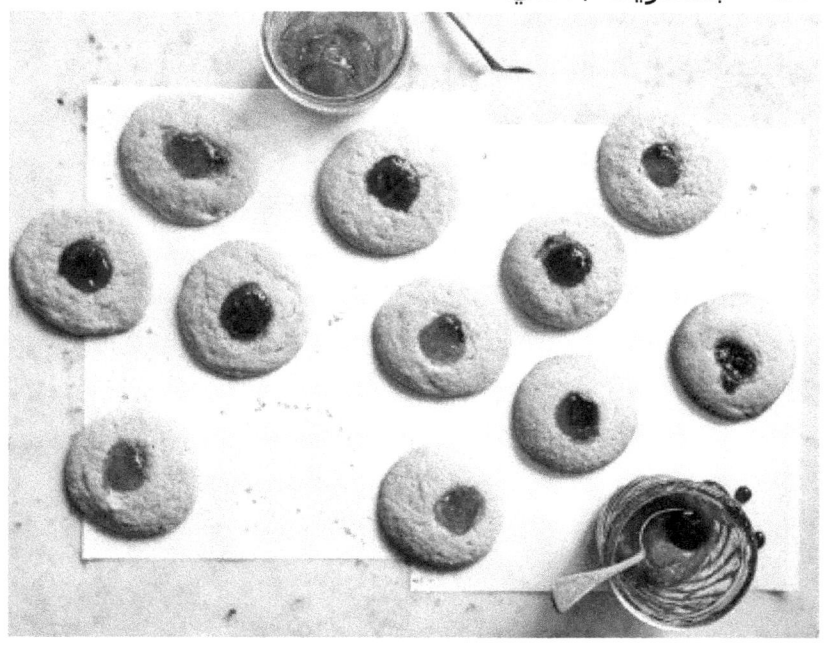

مكونات

- 200 جرام مزيج متعدد الأغراض منخفض البروتين
- 40 جرام مسحوق الكاسترد
- 70 جرام سكر (بالإضافة إلى 2 ملعقة كبيرة للرش)
- 160 جرام مارجرين
- 100 جرام مربى بدون بذور من اختيارك

a) ضع مزيج Fate Low Protein متعدد الأغراض ومسحوق الكسترد والسكر والسمن في وعاء الخلط وباستخدام ملعقة، اخلط جيدًا حتى تتشكل العجينة.

b) قم بتغطية صينية الخبز بورق مقاوم للدهون.

c) بين ورقتين من ورق الزبدة، افردي العجينة بسمك 3 سم.

d) قطعي 10 قلوب من العجينة باستخدام قطاعة القلوب الكبيرة وضعيها في صينية الخبز.

e) باستخدام القطاعة الأصغر، قطعي وسط 5 حبات من البسكويت. يجب أن يكون لديك 5 قطع من القيعان الصلبة على شكل قلب و5 قطع من البسكويت مع قطع في المنتصف على شكل قلب. اخبزيها لمدة 20 دقيقة.

40. إيتون فوضى

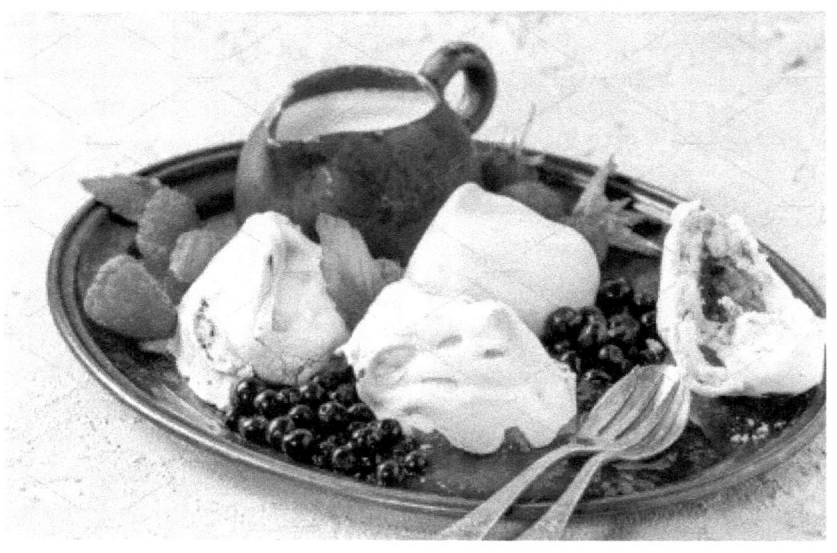

مكونات

- 50 جرامًا من المارينج قليل البروتين، مقسم إلى قطع صغيرة

- 50 جرام توت

- 50 جرامًا من الفراولة المقطعة

- الغذاء السماء السماوية للجلد!

a) ضعي طبقات المرينغ، Food Heavenly Whipped!، التوت والفراولة في وعاءين زجاجيين .

b) يخدم .

41. مرنغ

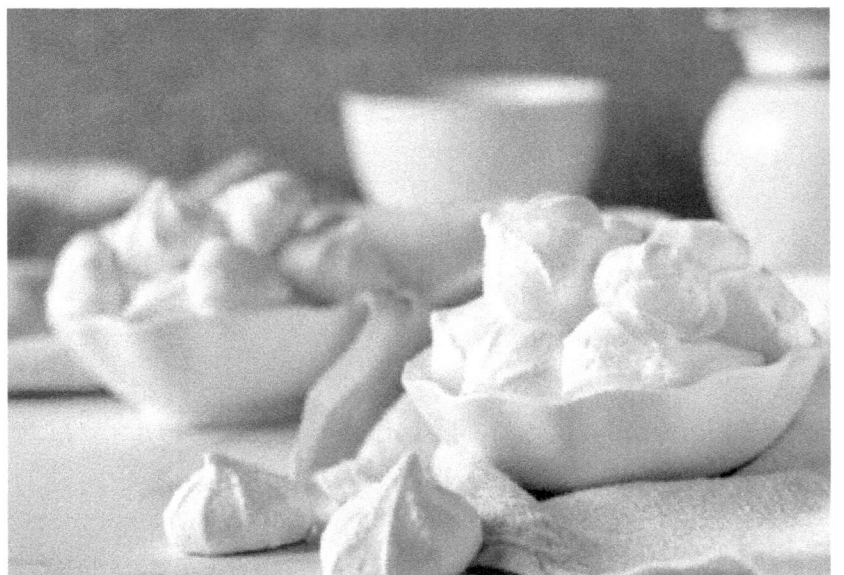

مكونات

- 100 مل أكوافابا
- $\frac{1}{4}$ ملعقة صغيرة كريمة التارتار
- 100 جرام سكر ناعم
- 1 ملعقة صغيرة خلاصة الفانيليا

a) صب الماء المغلي في وعاء زجاجي نظيف، سيؤدي ذلك إلى إزالة أي دهون زائدة على الوعاء إذا لزم الأمر

b) ضعي الأكوافابا وكريمة التارتار في الوعاء واخفقيهما بالمضرب الكهربائي حتى تتشكل قمم ناعمة.

c) أضيفي السكر الناعم تدريجيًا، ملعقة كبيرة في كل مرة، واخفقي بين كل ملعقة. خفقت حتى تشكل قمم قاسية.

d) أضيفي خلاصة الفانيليا واخفقي لمدة 10 ثوانٍ حتى تمتزج المكونات.

e) نسكب الخليط في كيس التزيين ونشكل الأشكال المرغوبة في صينية خبز مدهونة.

f) تُخبز في الفرن لمدة 90 دقيقة.

السندويشات والبرغر

42. ساندوتش مشروم

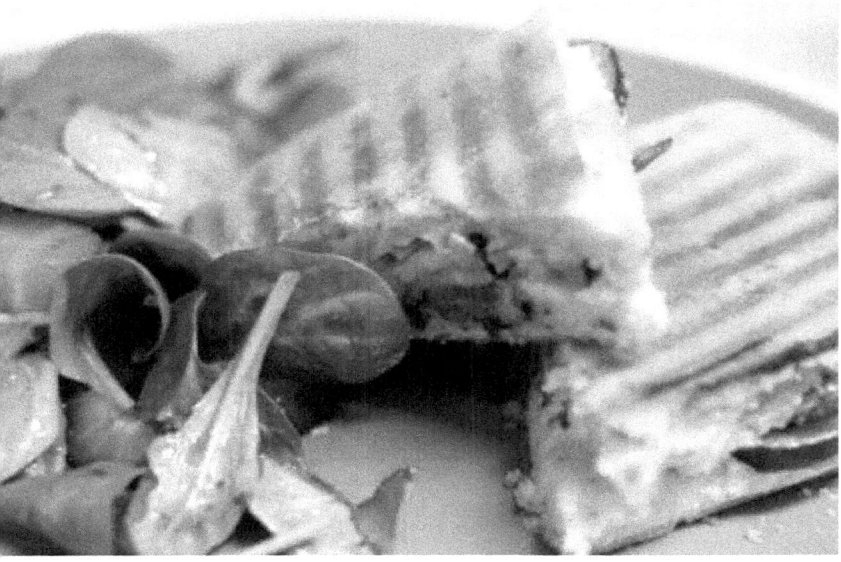

مكونات

- 1 كوب من الخرشوف المعلب عصير نصف ليمونة
- 1 ملعقة كبيرة زيت زيتون
- 1 ملعقة صغيرة ثوم مفروم
- 1 ملعقة صغيرة خل أبيض
- ربع ملعقة صغيرة ملح ، فلفل أسود مطحون
- 2 كبسولة فطر بورتوبيللو
- 1 كوسة، مقطعة إلى 3 قطع
- 2 ملعقة كبيرة زيت زيتون
- 1 طماطم متوسطة، مقطعة إلى شرائح
- 2 رول حبوب متعددة، مجوفة من الداخل
- 2 أونصة من جبن الماعز الطازج

a) قم بجمع جميع مكونات التابينادي في وعاء محضر الطعام المزود بشفرة معدنية.

b) لتحضير الساندويتش: سخني الفرن إلى درجة حرارة 400 درجة فهرنهايت. رتبي الفطر والكوسا على صينية خبز غير لاصقة. رش مع 1 ملعقة كبيرة زيت زيتون. مشوي لمدة 10 دقائق. رتبي شرائح الطماطم على نفس صينية الخبز، ورشيها بالملعقة الكبيرة المتبقية من زيت الزيتون، واستمري في التحميص، مع تقليب الخضار في منتصف عملية الطهي، لمدة 20 دقيقة، أو حتى ينضج أي سائل.

43. برجر الفطر المشوي

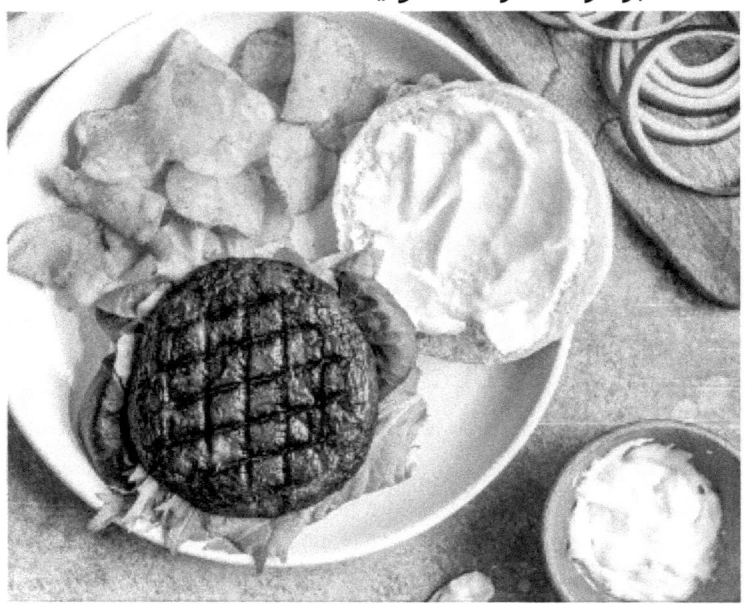

مكونات

- 2 كبسولة فطر بورتوبيللو كبيرة الحجم
- 4 ملاعق صغيرة خل البلسميك
- نصف كوب من شرائح الفلفل الأحمر المشوي
- 2 خبز قمح كامل 100%
- شريحتان (3/4 أونصة لكل منهما) من البروفولون
- 4 أوراق خس فريسي

a) سخني مقلاة الشواء على نار متوسطة.

b) يُشوى الفطر لمدة 8 دقائق، ويُقلب في منتصف عملية الطهي ويُدهن بالخل. قم بتسخين شرائح الفلفل والكعك على مقلاة الشواية.

c) وزعي ملعقة كبيرة من البيستو على كل قاع كعكة، ثم ضعي الفطر المغطى بشريحة جبن ونصف شرائح الفلفل. ضعي ورقتين من الفريزي فوق كل برجر، ورشي عليها المزيد من الخل، إذا رغبت في ذلك، ثم غطيها بكعكة.

44. شطائر الجبن بالزيتون والكريمة

مكونات

- 1 عبوة (8 أونصات) جبن نيوفشاتيل، طرية
- 4 بصل أخضر مفروم
- ¼ ملعقة صغيرة صلصة فلفل حار (اختياري)
- 12 قطعة من بسكويت القمح منخفض الصوديوم
- 2 حبة طماطم، مقطعة إلى شرائح رفيعة

a) يُمزج الجبن والزيتون والبصل الأخضر وصلصة الفلفل الحار، إذا رغبت في ذلك، في وعاء صغير.

b) تنتشر على المفرقعات. قمة مع الطماطم.

45. شطائر السلمون مع الواسابي

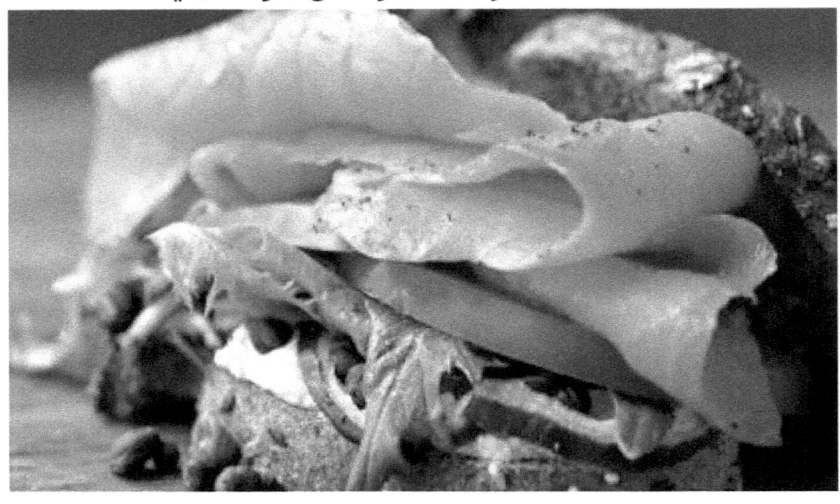

مكونات

- ¼ - ½ ملعقة صغيرة معجون الواسابي
- 2 كوب (علبة 14.75 أونصة) من سلمون ألاسكا البري المعلب والمصفى
- 8 شرائح رقيقة من خبز القمح الكامل 100%، محمص
- 4 شرائح رقيقة من البصل الأحمر
- 4 حبات فلفل أحمر رومي رفيعة
- 4 ملاعق صغيرة من شرائح الزنجبيل المخلل
- 1 كوب جرجير

a) يُمزج المايونيز مع ربع ملعقة صغيرة من معجون الواسابي ويُحرَّك المزيج حتى يصبح ناعمًا. أضف المزيد من الوسابي، إذا رغبت في ذلك، لتناسب ذوقك. أضعاف بلطف في سمك السلمون.

b) ضعي 4 شرائح من الخبز على سطح العمل وغطي كل منها بـ ½ كوب من خليط السلمون، 1 شريحة بصل مقسمة إلى حلقات، 1 حلقة فلفل، 1 ملعقة صغيرة زنجبيل، وربع كوب جرجير. قمة مع 4 شرائح الخبز المتبقية.

46. ساندويتش دجاج بالجبنة

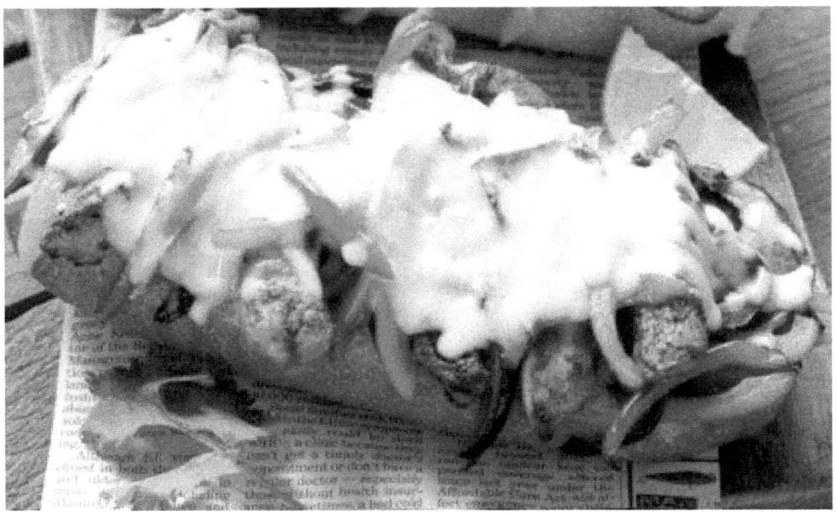

مكونات

- 2 تورتيلا الذرة (قطر 6 بوصات)
- شريحة واحدة (3/4 أونصة) من جبنة الشيدر قليلة الدسم
- 1 أونصة من صدر الدجاج المطبوخ بدون العظم والجلد والمقطع إلى شرائح رفيعة
- 1 ورقة خس، مقطعة إلى شرائح
- 2 ملعقة صغيرة صلصة
- 2 ملعقة صغيرة كزبرة طازجة مفرومة

a) سخني الزيت في مقلاة غير لاصقة على نار متوسطة إلى عالية. قم بطهي التورتيلا لمدة دقيقة واحدة على كل جانب، أو حتى يصبح لونها بني فاتح (سوف تصبح مقرمشة عندما تبرد). نقل التورتيلا إلى سطح العمل. ضعي الجبنة فوق 1 تورتيلا.

b) ضع الدجاج في المقلاة (لا تمسحه أولاً) واطهيه لمدة 30 ثانية، أو حتى يصبح دافئًا.

c) ضعي فوق التورتيلا المغطاة بالجبن الدجاج والخس والصلصة والكزبرة وأخيرًا التورتيلا المتبقية. بواسطة سكين مسننة، قطعي إلى نصفين.

47. بانيني تركي مع الأفوكادو

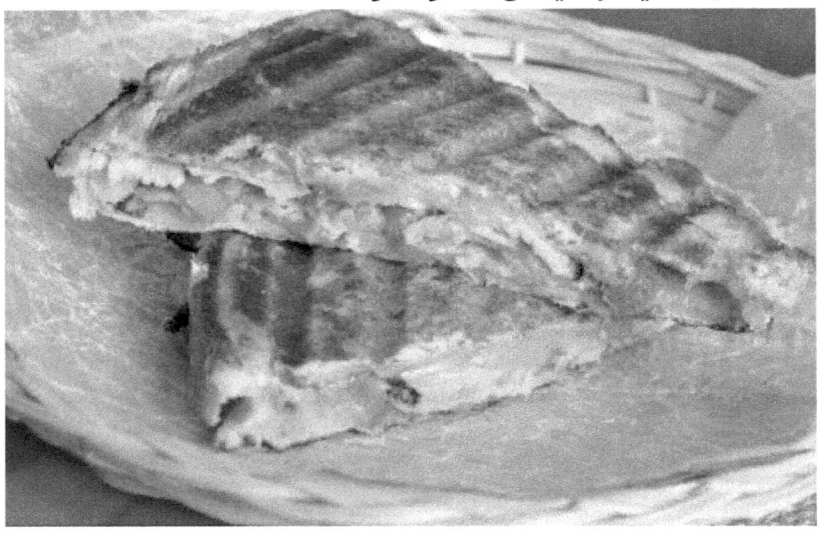

مكونات

- 4 شرائح خبز القمح الكامل
- $\frac{1}{4}$ رطل من صدر الديك الرومي المقطّع إلى شرائح قليلة الصوديوم
- 4 شرائح لحم طماطم
- ربع كوب جرجير صغير
- 2 ملعقة صغيرة خردل ديجون
- 1 ملعقة صغيرة زيت زيتون بكر ممتاز

a) ضعي شريحة واحدة من الخبز على سطح العمل. ضعي نصف كمية الديك الرومي، وشرائح الطماطم، وشرائح الأفوكادو، والجرجير. وزعي شريحة أخرى من الخبز مع نصف كمية الخردل ثم ضعي جانب الخردل لأسفل على الجرجير. كرر مع بقية المكونات.

b) سخني مقلاة شواء غير لاصقة على نار متوسطة حتى تصبح ساخنة. عند التعامل مع شطيرة واحدة في كل مرة، قم بدهن الجزء الخارجي من كل شطيرة برفق بربع ملعقة صغيرة من الزيت ثم ضعها في المقلاة. ضعي مقلاة ذات قاع ثقيل فوق الساندويتش واطهيها لمدة دقيقة إلى دقيقتين لكل جانب، أو حتى تتحمص وتصبح دافئة في المنتصف.

48. ساندويتشات لحم الخنزير المشوي

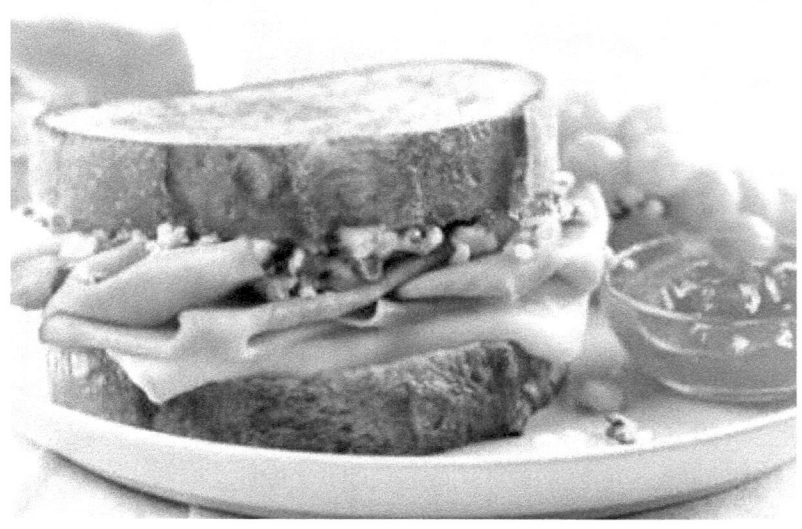

مكونات

- 8 شرائح خبز متعدد الحبوب، محمص
- 2 ملعقة كبيرة مايونيز زيت كانولا
- 1 كوب جرجير صغير أو أغصان جرجير
- ربع كيلو من لحم الخنزير المقدد المخبوز قليل الدهن والمقطع إلى شرائح رفيعة
- 1 ثمرة كمثرى بارتليت حمراء ناضجة، مقسمة إلى أرباع ومنزوعة البذور ومقطعة إلى شرائح رفيعة
- ربع كوب من جبنة جورجونزولا المفتتة

a) سخن الفروج. ترتيب الخبز على ورقة الخبز. وزعي 4 شرائح مع المايونيز ثم ضعي الجرجير أو الجرجير فوقها، وقسميها بالتساوي. غطي نفس الشرائح بأجزاء متساوية من لحم الخنزير ورتبي شرائح الكمثرى في الأعلى. نرش الجبن وشرائح اللوز فوق الكمثرى.

b) ضعيها تحت الشواية لمدة 1 إلى 2 دقيقة، أو حتى تذوب الجبنة. قمة مع الخبز المتبقي. تقطع بشكل قطري وتقدم دافئة.

49. برجر تونة أيولي بالليمون

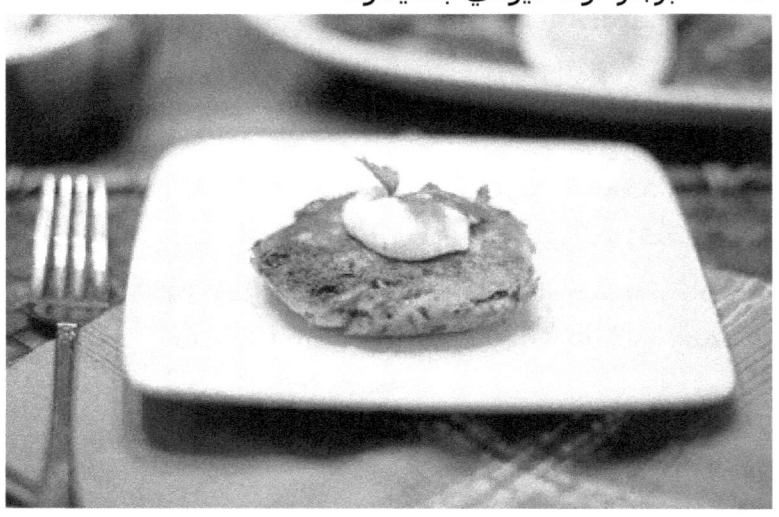

مكونات

- 1 ملعقة كبيرة عصير ليمون
- $\frac{1}{2}$ فص ثوم، مفروم
- $\frac{1}{2}$ بصل أخضر، مقطع إلى شرائح رفيعة
- 4 (4 أونصة) شرائح تونة صفراء الزعانف
- 2 ملعقة صغيرة زيت كانولا
- $\frac{1}{4}$ ملعقة صغيرة ملح
- 4 خبز همبرغر
- 1 كوب أوراق جرجير طازجة
- $\frac{1}{4}$ خيارة، مقطعة إلى 12 شريحة

a) قم بتغطية رف الشـواية برذاذ الطبخ. تحضير الشـواية لحرارة متوسطة إلى عالية.

b) ضعي المايونيز وعصير الليمون والثوم والبصل في وعاء واخلطيهم جيدًا.

c) دهن شـرائح التونة بالزيت ورشـها بالملح. قم بشويها لمدة دقيقتين لكل جانب، أو حتى يتم تحديدها جيدًا وطهيها إلى درجة النضج المرغوبة.

d) ترتيب قيعان الكعكة على كل من 4 لوحات. ضعي فوق كل منها ربع كوب جرجير، و3 شرائح خيار، و1 شريحة لحم تونة. يُدهن النصف العلوي من كل كعكة بخليط المايونيز ويوضع كل منها على شريحة لحم التونة. يخدم على الفور.

50.   لحم الخنزير المشوي المشوي

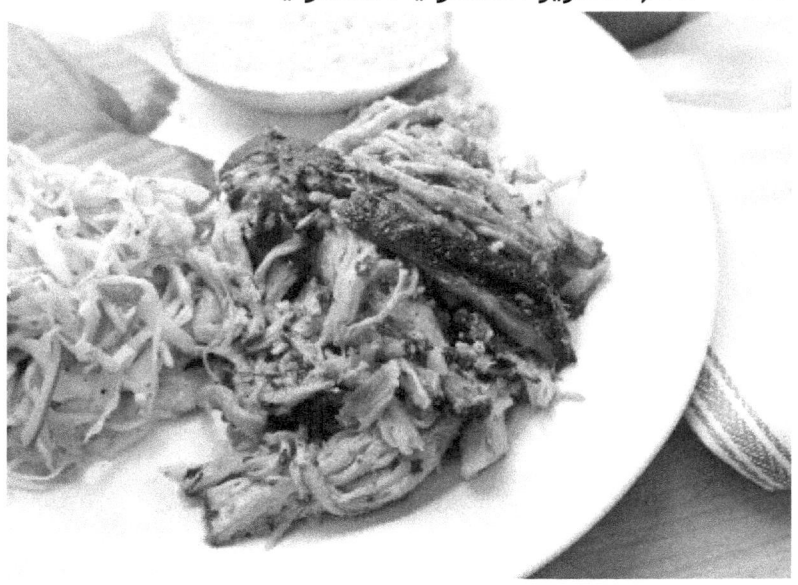

مكونات

- نصف كيلو من لحم الخنزير الخالي من العظم، منزوع الدهن المرئي
- 1 بصلة متوسطة، مفرومة (حوالي نصف كوب)
- 2/3 كوب كاتشب
- 1 ملعقة كبيرة خل التفاح
- 1 ملعقة كبيرة دبس
- 2 ملعقة صغيرة سكر بني معبأ
- 2 ملعقة صغيرة من مسحوق الخردل
- ½1 ملعقة صغيرة من مسحوق الثوم
- 1 ملعقة صغيرة صلصة رسيستيرشاير
- ربع ملعقة صغيرة من الفلفل الأسود المطحون الطازج
- ½ 1 كوب مرق دجاج أو خضار
- 6 خبز هامبرجر من القمح الكامل

a) يُضاف البصل ويُطهى لمدة 5 دقائق أخرى، أو حتى يبدأ البصل في التحول إلى اللون الذهبي. أضيفي الكاتشب، والخل، والدبس، والسكر، ومسحوق الخردل، ومسحوق الثوم، وصلصة رسيستيرشاير، والفلفل الأسود، والمرق.

b) يُحرَّك المزيج جيدًا حتى يمتزج ويُغلى على نار متوسطة إلى عالية. خففي الحرارة إلى درجة منخفضة، ثم غطيها واتركيها على نار خفيفة مع التحريك من حين لآخر لمدة ساعة ونصف.

c) اكشفي القدر واتركيه على نار خفيفة لمدة 10 دقائق، أو حتى تتكاثف الصلصة قليلًا ويصبح لحم الخنزير طريًا جدًا. إزالة من الحرارة.

d) اقطع لحم الخنزير إلى قطع باستخدام شوكتين وقدمه على كعك الهامبرغر المصنوع من القمح الكامل.

s. أوبس والسلطات

51. شوربة الصيف المبردة

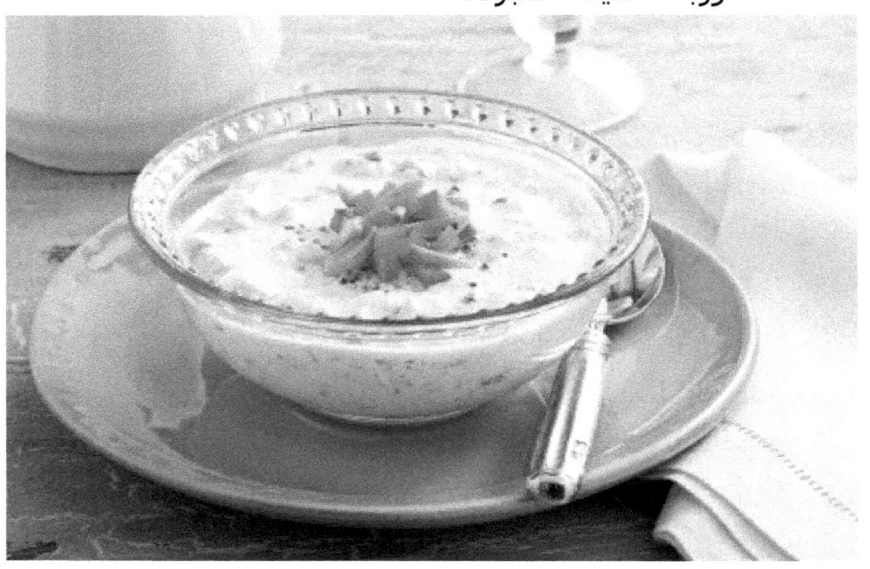

مكونات

- 4 حبات جزر كبيرة، مفرومة خشناً
- علبتان (14½ أونصة لكل منهما) مرق دجاج منخفض الصوديوم
- 1 قرع صيفي أصفر كبير، مفروم
- ½ بصلة حمراء صغيرة مفرومة
- 1 فص ثوم
- 3/4 ملعقة صغيرة كمون مطحون
- ½ ملعقة صغيرة ملح
- ¼ ملعقة صغيرة كزبرة مطحونة
- ¼ ملعقة صغيرة فلفل أسود مطحون
- 3/4 كوب زبادي عادي قليل الدسم
- ثوم معمر طازج، مقطع إلى أطوال ¼ بوصة (اختياري)

a) يُمزج الجزر والمرق في قدر كبيرة مغطاة ويُترك حتى يغلي. خففي النار إلى متوسطة واتركيه على نار خفيفة لمدة 7 دقائق تقريبًا، أو حتى يبدأ الجزر في أن ينضج.

b) أضيفي القرع، البصل، الثوم، الكمون، الملح، الكزبرة، والفلفل. قم بتغطيته ورفع الحرارة إلى درجة عالية. بمجرد أن يبدأ الخليط في الغليان، خففي الحرارة واتركيه على نار خفيفة لمدة تتراوح بين 15 إلى 20 دقيقة، أو حتى تصبح الخضروات طرية للغاية وتمتزج النكهات.

c) اهرسي الحساء حتى يصبح ناعمًا. يُسكب في وعاء ويُغطى ويُوضع في الثلاجة لمدة ساعة.

d) حرك الزبادي في الحساء حتى تمتزج.

52. شوربة الطماطم والأفوكادو

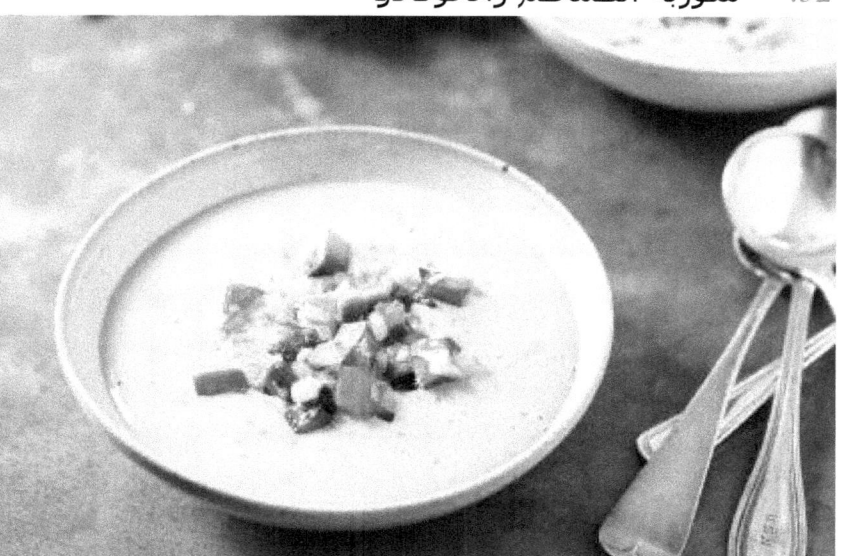

مكونات

- 1 علبة (28 أونصة) طماطم كاملة
- ½ بصلة حلوة، مقطعة إلى شرائح
- 1 كوب مرق الخضار قليل الصوديوم
- 1 كوب ماء
- ½ ملعقة صغيرة فلفل مطحون
- 1 كوب لبن زبادي
- ربع كوب من الزبادي اليوناني خالي الدسم

a)   سخني الفرن إلى 350 درجة فهرنهايت.

b)   تُسكب الطماطم (مع العصير) في طبق خبز مقاس 11 × 17 بوصة. نثر البصل فوقها ونخبزها لمدة ساعة، أو حتى يصبح الخليط سميكاً ويبدأ البصل بالتحول إلى اللون البني.

c)   نقل الخليط إلى الخلاط أضيفي المرق والماء والفلفل وهريس حتى تصبح ناعمة.

d)   سخني خليط الحساء في قدر على نار متوسطة إلى منخفضة لمدة 5 دقائق، أو حتى يسخن. أضيفي اللبن الزبادي وحركي المزيج.

e)   تُزيّن كل حصة بملعقة كبيرة من الزبادي وربع شرائح الأفوكادو.

53. حساء القرع

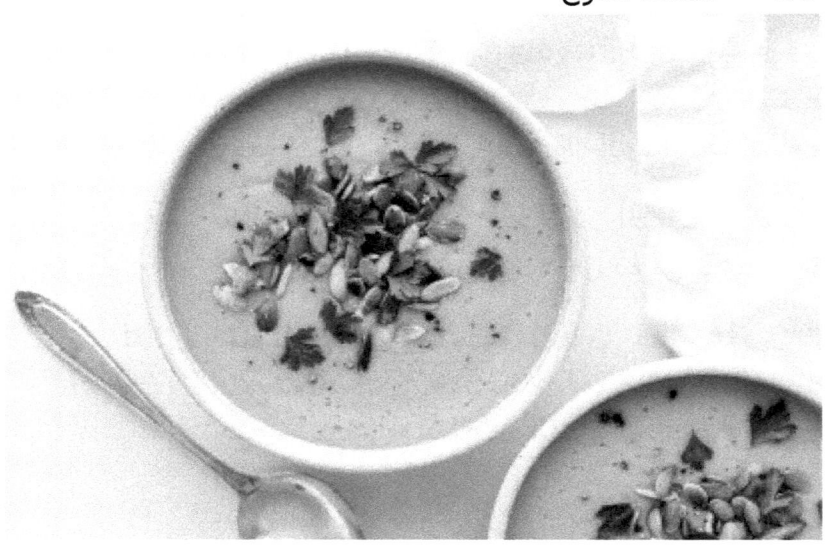

مكونات

- 1 كراث كبير، مغسول ومقطع إلى شرائح رفيعة

- 1 حبة قرع كبيرة

- 4 فصوص من الثوم، مقطعة

- 1 ملعقة كبيرة خليط خبز لوبروفين

- 1 ملعقة كبيرة زيت نباتي

- 6.5 أوقية مزيج مشروب LP

- بقدونس طازج، مفروم

- فلفل أسود مطحون

a) ضعي الكراث، وقطع القرع، والثوم، والزيت في قدر كبير وثقيل. اطهيها بلطف لمدة 3-4 دقائق حتى تبدأ الخضروات في أن تصبح طرية ولكن دون أن تتحول إلى اللون البني.

b) امزج مزيج الخبز مع مزيج LP-Drink واسكب 32 أونصة من الماء الدافئ. يقلب جيدا.

c) يُسكب الخليط السائل تدريجيًا في المقلاة ويُترك حتى يغلي مع التحريك المستمر. خليط هريس

d) نسكب حوالي ربع كمية الشوربة في وعاء التقديم ونتركها لتبرد قليلاً قبل أن نضيف إليها القليل من البقدونس المفروم.

54. حساء الفول السوداني الأفريقي

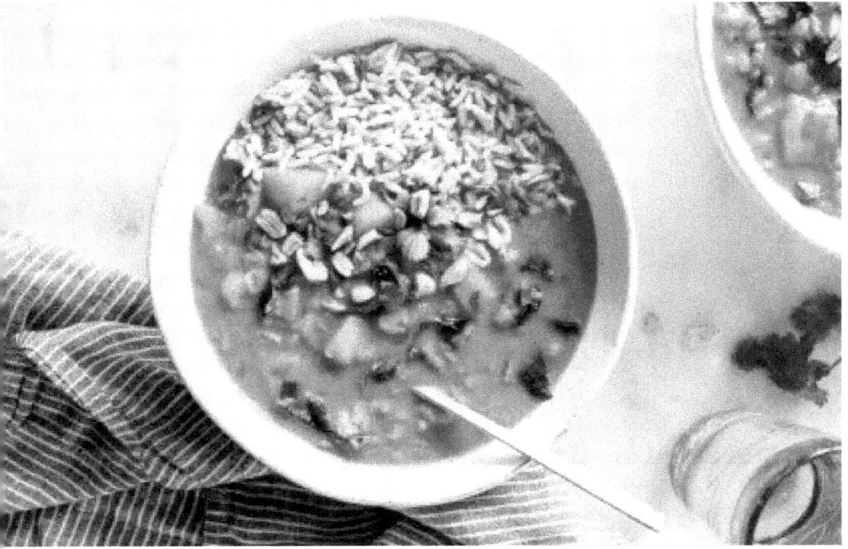

مكونات

- 1 ملعقة كبيرة زيت كانولا
- 1 بصلة مفرومة
- 2 ضلع كرفس، مفروم
- 2 جزرة، مقطعة
- 1 فص ثوم، مفروم
- 1 ملعقة كبيرة زنجبيل مبشور
- 3 أكواب مرق الخضار قليل الصوديوم
- 2 ملعقة كبيرة عصير ليمون طازج
- 2 ملعقة كبيرة فستق غير مملح مقطع
- 2 ملعقة كبيرة كزبرة طازجة مفرومة

a) سخني الزيت في قدر كبير أو فرن هولندي على نار متوسطة عالية. أضف البصل والكرفس والجزر. يُطهى مع التحريك من حين لآخر لمدة 5 دقائق أو حتى ينضج البصل.

b) أضيفي الثوم والزنجبيل و2 كوب من المرق. خففي الحرارة إلى درجة منخفضة، ثم غطيها واتركيها على نار خفيفة لمدة 30 دقيقة، أو حتى تصبح الخضار طرية جدًا.

c) انقل الحساء إلى محضر طعام مزود بشفرة معدنية أو خلاط (على دفعات، إذا لزم الأمر). عملية حتى سلسة.

d) أعيدي الحساء إلى الوعاء وأضيفي إليه زبدة الفول السوداني وعصير الليمون وكوب المرق المتبقي. طهي لمدة 5 دقائق .

55. شوربة العدس

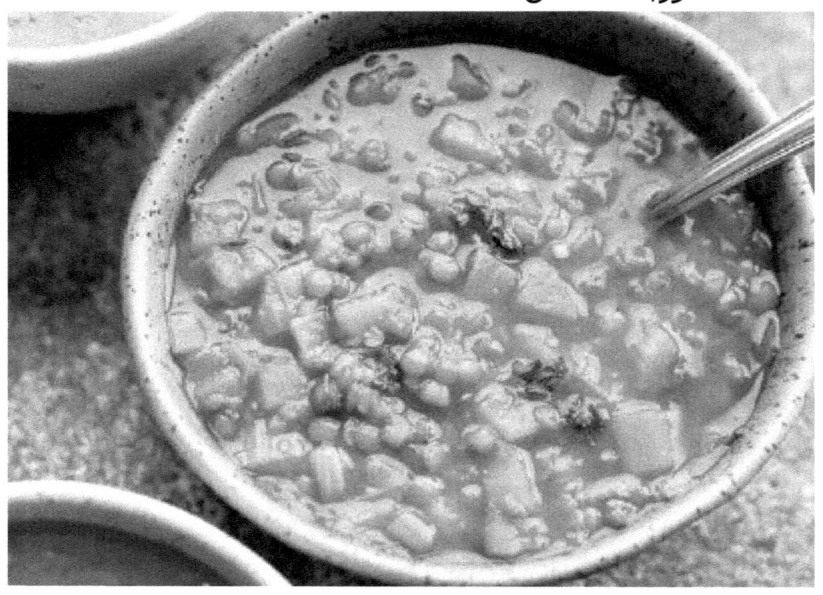

مكونات

- 1 ملعقة كبيرة زيت زيتون
- ½ 1 ملعقة صغيرة من بذور الكمون الكاملة
- 1 بصلة كبيرة، مفرومة
- 4 فصوص ثوم، مفرومة
- ½ ملعقة صغيرة كزبرة مطحونة
- نصف ملعقة صغيرة من الفلفل الأسود المطحون الطازج
- 1 ملعقة صغيرة بابريكا
- 1 1/3 كوب (½ رطل) عدس، مفرز ومغسول
- 5 أكواب من الماء
- 1 علبة (½14 أونصة) طماطم مقطعة
- 2 كوب سبانخ طازجة مقطعة
- ½ ملعقة صغيرة ملح
- نصف كوب من الزبادي اليوناني خالي الدسم

a) ضعي الزيت وبذور الكمون في فرن هولندي أو في قدر كبيرة ثقيلة على نار متوسطة.

b) يُطهى مع التحريك لمدة تتراوح بين 2 إلى 3 دقائق أو حتى تفوح رائحته. يُضاف البصل والثوم والكزبرة والفلفل ويُطهى مع التحريك كثيرًا لمدة 4 إلى 6 دقائق أو حتى ينضج البصل والثوم. ضجة في البابريكا.

c) أضف العدس والماء. يغطى ويترك ليغلي. خففي الحرارة واتركيها على نار هادئة، مغطاة، لمدة 30 إلى 35 دقيقة، أو حتى يصبح العدس طريًا جدًا.

d) أضيفي الطماطم والسبانخ والفول السوداني والملح. قم بزيادة الحرارة واتركها على نار خفيفة بدون غطاء لمدة 5 دقائق أطول.

56. الخضار الإيطالية وحساء الفاصوليا

مكونات

- 1 ملعقة كبيرة زيت زيتون
- 1 بصلة كبيرة، مفرومة
- 4 جزر، مقطعة
- 1 علبة (14½ أونصة) من الطماطم المقطعة مع الثوم المحمص (العصير محفوظ)
- علبتان (14½ أونصة لكل منهما) مرق دجاج منخفض الصوديوم
- 3 علب (15 أونصة لكل منها) من حبوب الكانيليني بدون ملح، مشطفة ومصفاة
- 1 ملعقة كبيرة إكليل الجبل المجفف والمفروم
- 3 أكواب من الماء
- نصف كيلو إسكارول، مفروم خشنًا
- ½ ملعقة صغيرة ملح
- ½ كوب مبشور
- جبنة رومانو

a) سخني زيت الزيتون في وعاء كبير على نار متوسطة إلى عالية. يُطهى البصل والجزر لمدة 10 دقائق، أو حتى تنضج الخضار.

b) أضيفي الطماطم وعصيرها والمرق والفاصوليا وإكليل الجبل و3 أكواب من الماء. يُغطى ويُطهى لمدة 10 دقائق تقريبًا، أو حتى يبدأ الخليط في الغليان.

c) خففي الحرارة وأضيفي الإسكارول والملح. يُطهى بدون غطاء لمدة 15 دقيقة أو حتى تمتزج النكهات. ضجة في الجبن.

57. شوربة لحم البقر والبصل الخالية من
الجبن

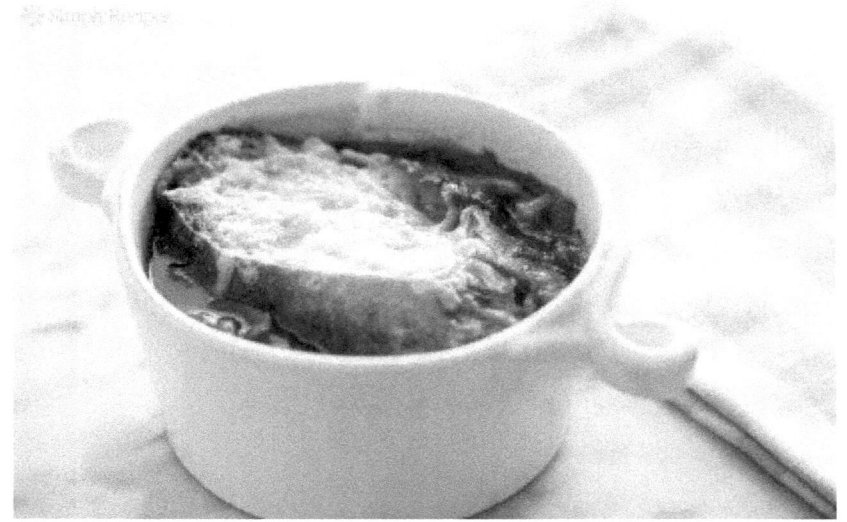

مكونات

- 8 أوقية من لحم البقر، مقطع
- 3 حبات بصل كبيرة، مقطعة إلى شرائح رفيعة
- 2 فص ثوم، مفروم
- 2 ملعقة كبيرة خل بلسميك
- 4 أكواب من مرق اللحم البقري قليل الصوديوم
- 1 ملعقة صغيرة صلصة رسيستيرشاير

a) سخني ملعقة كبيرة من الزيت في قدر كبير على نار متوسطة إلى عالية. يُضاف اللحم البقري ويُطهى لمدة تتراوح بين 2 إلى 3 دقائق لكل جانب .

b) أضف 3 ملاعق كبيرة من الزيت المتبقية إلى القدر وقلل الحرارة إلى متوسطة. يُضاف البصل والسكر ويُطهى مع التحريك من حين لآخر لمدة 25 دقيقة تقريبًا أو حتى يصبح لونه ذهبيًا.

c) أضيفي الثوم واطهيه لمدة دقيقتين.

d) ارفعي الحرارة إلى متوسطة-عالية، ثم أضيفي الخل واتركيه حتى يغلي. يُطهى مع التحريك باستمرار لمدة دقيقة واحدة تقريبًا أو حتى يتبخر الخل بالكامل تقريبًا.

e) أضف المرق وصلصة رسيستيرشاير. يُغلى المزيج ويُترك على نار خفيفة ويُطهى تحت الغطاء لمدة 15 دقيقة.

f) نقطع الخبز إلى قطع ونضعه في محضرة الطعام حتى يتحول إلى فتات. حرك الفتات في الحساء

58. سلطة البروكلي-البقان

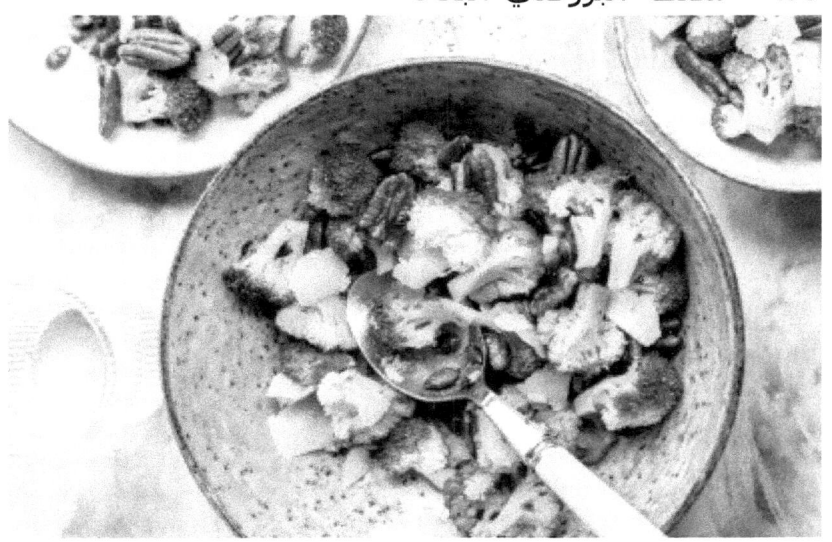

مكونات

- 3 ملاعق كبيرة من زيت الكانولا والمايونيز
- 1 ملعقة كبيرة خل أحمر أو أبيض
- 1/8 ملعقة صغيرة ملح
- 2 كوب من زهور البروكلي
- ربع كوب من البصل الأحمر المقطع
- ¼ ملعقة صغيرة من رقائق الفلفل الأحمر

يُمزج المايونيز والخل والملح في وعاء تقديم كبير. خفقت حتى تصبح ناعمة.

a) أضيفي البروكلي، وجوز البقان، والبصل، ورقائق الفلفل الأحمر. إرم إلى معطف. الثلاجة حتى تصبح جاهزة للتقديم.

59. سلطة تورتيليني باستا

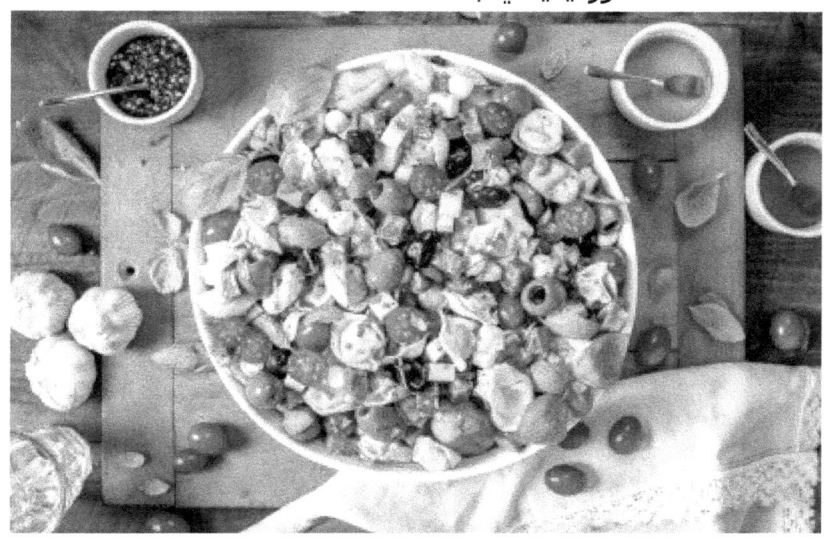

مكونات

- 1 عبوة (9 أونصة) تورتيليني جبنة ثلاثية الألوان مبردة
- 2 كوب بازلاء سكرية مقطعة 2 كوب جزر صغير
- 2 كوب من زهور البروكلي
- 2 ملعقة كبيرة بيستو
- 1 كوب طماطم كرزية، مقطعة إلى نصفين
- $\frac{1}{4}$ ملعقة صغيرة فلفل أسود مطحون وريحان طازج (اختياري)

a) ضعي التورتيليني في وعاء كبير به ماء مغلي. يُطهى وفقًا لتوجيهات العبوة مع التحريك من حين لآخر. أضف السكر والبازلاء والجزر والقرنبيط واطهيها لمدة 3 دقائق الأخيرة، أو حتى تصبح طرية ولكن لا تزال مقرمشة.

b) صفي المعكرونة والخضار، ثم اغسليها بالماء البارد. ضعيها في وعاء كبير واخلطيها مع البيستو. أضعاف بلطف في الطماطم والزيتون والفلفل. يُزيّن بالريحان في حالة استخدامه.

60. سلطة الشعير والفاصوليا

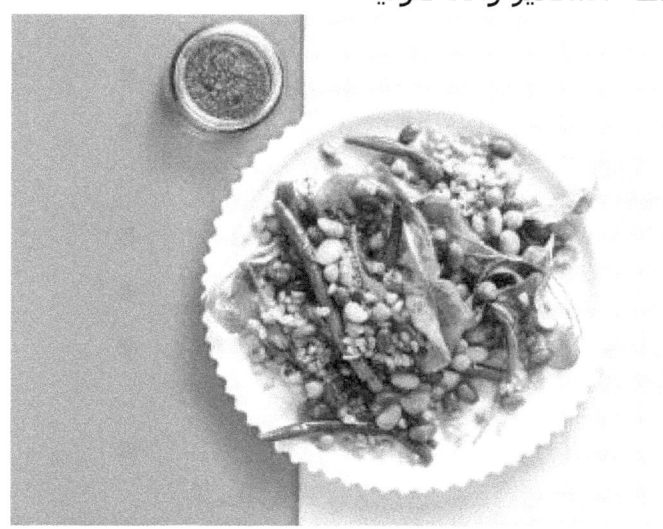

مكونات

- 1 كوب شعير
- 3 ملاعق زيت زيتون
- 1 كراث، أجزاء بيضاء وخضراء فاتحة فقط، مقطعة إلى شرائح رقيقة
- ½ قرع الجوز، مقشر ومفروم (حوالي 2 كوب)
- ¼ كوب ماء
- 3 ملاعق كبيرة من البقدونس الطازج المفروم
- 1 علبة (15 أونصة) من الفاصوليا السوداء الخالية من الملح، مشطفة ومصفاة
- ½ ملعقة صغيرة ملح
- 2 ملعقة كبيرة عصير ليمون

a) في هذه الأثناء، سخني ملعقتين كبيرتين من الزيت في مقلاة كبيرة غير لاصقة على نار متوسطة إلى عالية. يُضاف الكراث والقرع ويُطهى مع التقليب أو التحريك حتى يصبح طريًا قليلاً ويصبح لونه بنيًا خفيفًا لمدة 10 دقائق تقريبًا. يُضاف الماء ونصف كمية البقدونس ويُطهى لمدة تتراوح بين 2 إلى 3 دقائق. نقل الخضار إلى وعاء كبير.

b) يُضاف الشعير والفاصوليا السوداء والملح والملعقة الكبيرة المتبقية من الزيت والبقدونس المتبقي. حرك المزيج. أضف الصنوبر. الموسم مع عصير الليمون والفلفل. يُزيّن بقشر الليمون إذا رغبت في ذلك.

61. سلطة السبانخ مع الأفوكادو

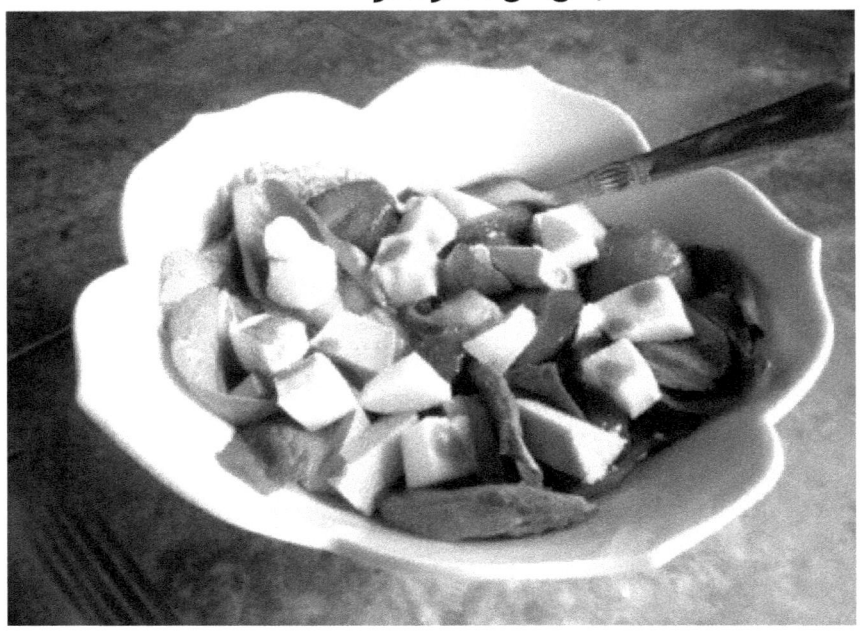

مكونات

- 2 كوب من الفراولة المقشرة والمقطعة
- 2 ملعقة كبيرة زيت زيتون بكر ممتاز
- 2 ملعقة كبيرة عسل
- 1 ملعقة كبيرة خل البلسميك
- ½ ملعقة صغيرة ملح
- 1/8 ملعقة صغيرة فلفل أسود مطحون
- 1 كيس (6 أونصات) سبانخ صغيرة
- 1 مانجو متوسطة ناضجة
- 5 أوقية جبن موزاريلا طازجة، مقطعة إلى قطع صغيرة
- 3 ملاعق كبيرة من اللوز المفروم، المحمص

a) ضعي نصف كوب من الفراولة، والزيت، والعسل، والخل البلسمي في محضرة الطعام. عملية حتى سلسة. يُكشط في وعاء السلطة ويُضاف الملح والفلفل.

b) يُضاف السبانخ والمانجو وما تبقى من كوب ونصف من الفراولة إلى الصلصة ويُقلب المزيج جيدًا. نرش الموزاريلا والأفوكادو واللوز على الوجه.

62. سلطة العدس الفرنسية

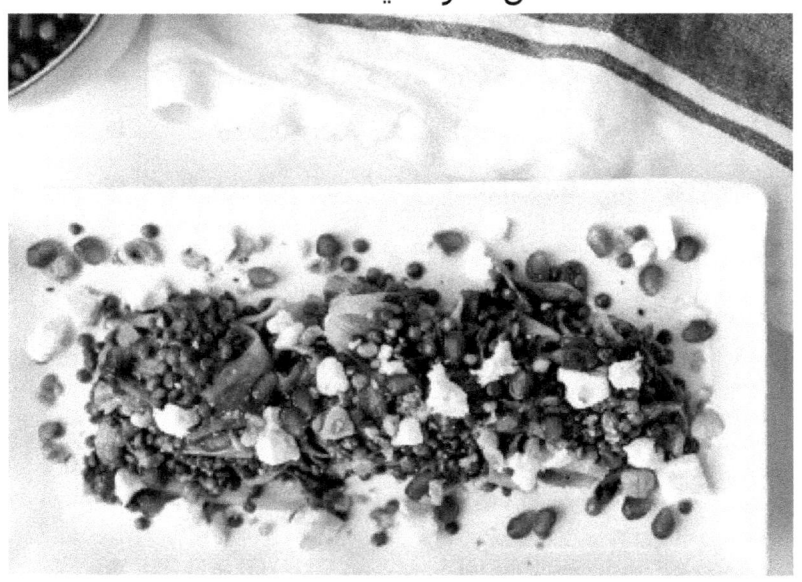

مكونات

- 1 كوب عدس فرنسي أو بني
- 3 أكواب مرق الخضار قليل الصوديوم
- 2 ورق غار
- 2 فص ثوم كامل، مقشر
- 2 ملعقة كبيرة خل النبيذ الأحمر
- $\frac{1}{4}$ ملعقة صغيرة ملح
- ربع ملعقة صغيرة من الفلفل الأسود المطحون الطازج
- 1 جزرة، مبشورة
- 2 ملعقة كبيرة بقدونس مفروم
- 1 سجل (4 أونصات) جبن الماعز بالأعشاب

a) يُمزج العدس والمرق وأوراق الغار والثوم في قدر متوسطة الحجم ويُترك حتى يغلي على نار متوسطة إلى عالية. بمجرد وصول العدس إلى درجة الغليان، خففي النار حتى ينضج الخليط. يغطى ويترك على نار خفيفة لمدة تتراوح بين 25 إلى 30 دقيقة، أو حتى ينضج العدس. استنزاف أي مرق الزائد. ضعي فصوص الثوم جانباً. تخلص من أوراق الغار. نوزع العدس على صينية حتى يبرد.

b) يُمزج الزيت والخل والملح والفلفل وفصوص الثوم المحفوظة في وعاء السلطة. خفقت، سحق الثوم، حتى تصبح ناعمة. أضيفي العدس والجزر والبقدونس. إرم إلى معطف. نسكب الخليط في 4 أطباق.

c) قطع الجبن إلى 4 شرائح. وضع مسطح. غبار كلا الجانبين بخفة مع الكزبرة. ضعيها على طبق يمكن استخدامه في الميكروويف. ضعيها في الميكروويف على درجة متوسطة لمدة 30 ثانية تقريبًا، أو حتى يصبح الجبن دافئًا. ضعي قطعة من الجبن على كل سلطة.

63. طبق سلطة البيض

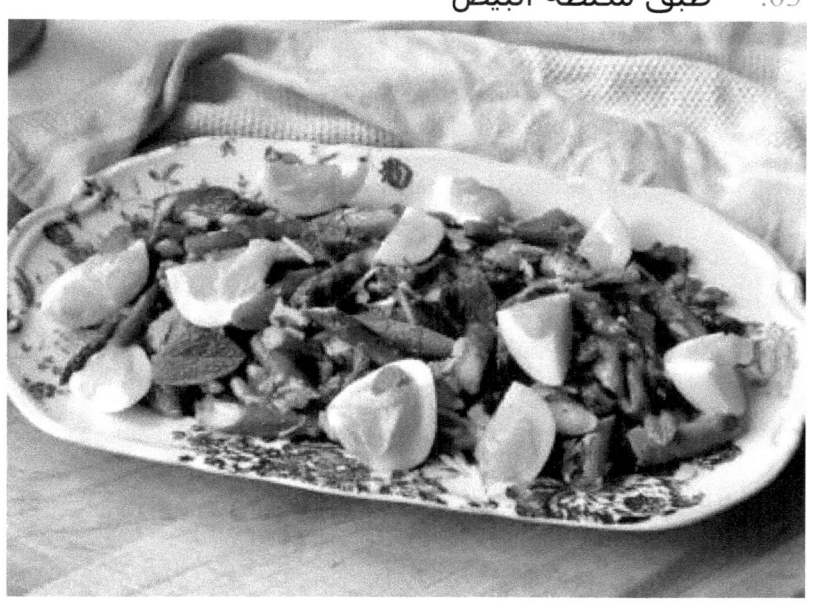

مكونات

- 6 بيضات كبيرة مسلوقة ومقشرة (تخلصي من 3 صفار)
- 3 ضلع كرفس، مفروم
- نصف كوب من الخيار المقشر والمقطع
- 3 فجل، مفروم
- 2 بصل أخضر مقطع إلى شرائح رفيعة، أو ¼ كوب بصل أبيض حلو مفروم
- 2 ملعقة كبيرة شبت طازج مقطع
- ½ ملعقة صغيرة خردل محبب
- نصف ملعقة صغيرة من الفلفل الأسود المطحون الطازج
- 1/8 ملعقة صغيرة من الخس، للتقديم
- 2 حبة طماطم كبيرة، مقطعة إلى شرائح
- 8 حبات واسا من خبز المقرمش، للتقديم

a) يُقطع البيض وبياض البيض بشكل خشن ويوضعان في وعاء متوسط الحجم. أضيفي الكرفس، والخيار، والفجل، والبصل الأخضر، والمايونيز، والشبت، والخردل، والفلفل، والملح، واخلطي المكونات جيدًا.

b) رتبي أوراق الخس على طبق أو أطباق. ضعي السلطة في الأعلى وأحيطي بشرائح الطماطم. يقدم مع الخبز المقرمش .

64. سلطة الروبيان اليونانية الكلاسيكية

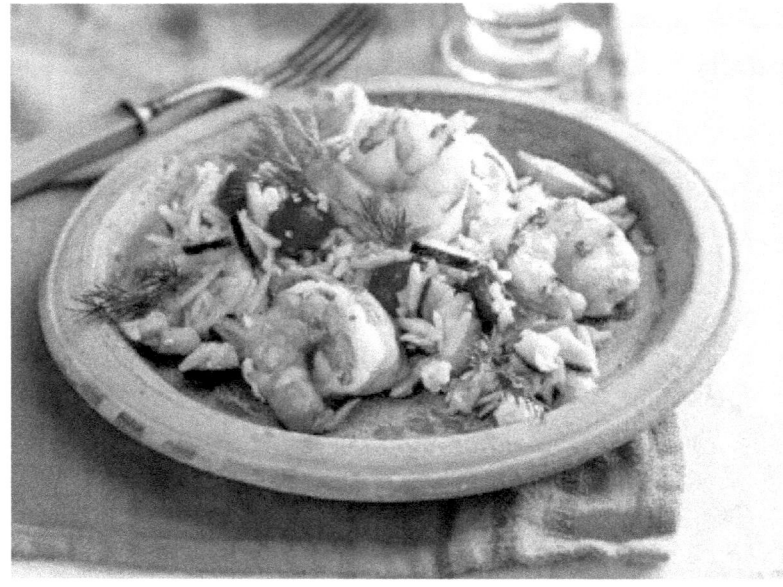

مكونات

- 2 ملعقة كبيرة زيت زيتون
- 1 ملعقة كبيرة عصير ليمون
- 1 ملعقة كبيرة خل النبيذ الأحمر
- نصف ملعقة صغيرة من الأوريجانو المجفف والمفتت
- نصف ملعقة صغيرة من الفلفل الأسود المطحون الطازج
- 2 حبة طماطم حمراء كبيرة، مقطعة إلى شرائح
- 1 علبة (15 أونصة) حمص مغسول ومصفى
- 2 كوب خيار مقشر ومقطع
- نصف كوب من البصل الأحمر المقطع إلى شرائح رفيعة
- نصف كوب من البقدونس الطازج المفروم بشكل خشن
- 3/4 رطل من الجمبري المطبوخ والمقشر، والمذاب إذا كان مجمداً
- 4 أكواب من الخضار المشكلة الممزقة، مثل الإسكارول والخس الروماني
- 2 أوقية جبنة فيتا، مقطعة

a) يُمزج الزيت وعصير الليمون والخل والأوريجانو والفلفل في وعاء سلطة كبير ويُمزج بالشوكة حتى يمتزج.

b) أضيفي الطماطم والحمص والخيار والبصل الأحمر والبقدونس والزيتون والروبيان. إرم لخلط جيدا. اتركي السلطة لمدة 15 دقيقة حتى تمتزج النكهات.

c) أضف الخضر والفيتا وارم مرة أخرى.

65.   سلطة تركية احتفالية

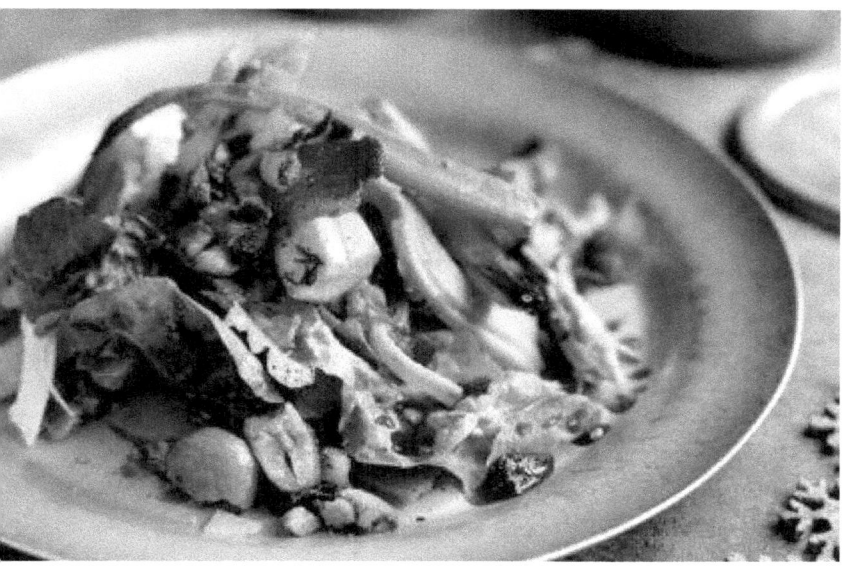

مكونات

- 1 1/2 كوب من صدر الديك الرومي المطبوخ والمقطع
- 1 كوب كرفس مقطع
- 3 أكواب من التفاح الأحمر النيئ مع القشرة
- 1/4 كوب جوز البقان المفروم خشناً
- 3 ملاعق كبيرة. مايونيز عادي
- 1/2 كوب صلصة التوت البري الجيلي
- 1/8 ملعقة صغيرة. فلفل أحمر
- 1/8 ملعقة صغيرة. خردل جاف
- 1/8 ملعقة صغيرة. الفلفل
- 1 ملعقة كبيرة. خل
- 2 ملعقة كبيرة. زيت نباتي

a) الجمع بين المكونات الخمسة الأولى في وعاء كبير. يقلب جيدا. تغطية والبرد جيدا. يقدم مع صلصة التوت البري الفرنسية.

b) التتبيلة: قم بجمع مكونات التتبيلة الأربعة الأولى في وعاء صغير، مع التحريك بمضرب سلكي حتى تصبح ناعمة.

c) يُضاف الخل تدريجيًا إلى خليط التوت البري بالتناوب مع الزيت، ويبدأ وينتهي بالخل. يقلب جيدا مع كل إضافة.

.66 سلطة الشعير والروبيان بالكاري

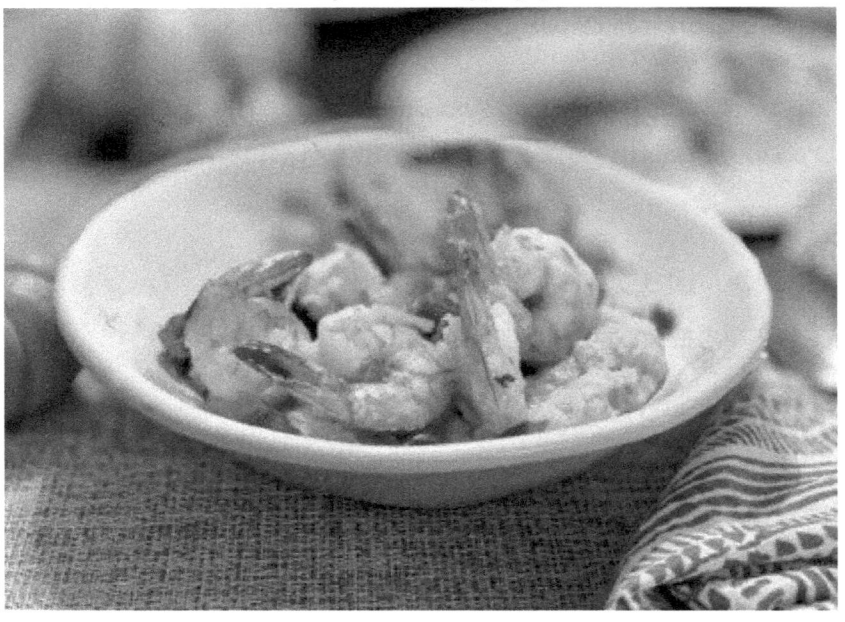

مكونات

- 1 كوب شعير
- 1 ملعقة صغيرة من مسحوق الكاري
- نصف ملعقة صغيرة من الكركم. عصير 4 حبات ليمون
- 1 ملعقة كبيرة زيت نباتي
- $\frac{1}{2}$ حبة فلفل هالبينو تشيلي، منزوعة البذور ومفرومة فرماً ناعماً
- 1 فص ثوم، مفروم
- $\frac{1}{4}$ ملعقة صغيرة ملح. 1 رطل جمبري مطبوخ، مقشر ومنظف
- 2 طماطم، منزوعة البذور ومقطعة (حوالي $\frac{1}{2}$ كوب^1)
- 1 حبة فلفل أخضر، منزوعة البذور ومقطعة
- 1 خيارة مقشرة ومنزوعة البذور ومقطعة
- 12 كوب خضروات صغيرة
- ربع كوب من الريحان الطازج المفروم
- 2 أونصة من جبن الماعز نصف الناعم، مفتت

a) يُغلى 3 أكواب من الماء في قدر كبيرة. ضجة في الشعير والكاري والكركم. تغطية وتقليل الحرارة إلى منخفضة. يُطهى لمدة 45 دقيقة تقريبًا، أو حتى يمتص الماء وينضج الشعير. ارفعيه عن النار واتركيه مكشوفًا حتى يبرد قليلاً.

b) في هذه الأثناء، اخفقي عصير الليمون والزيت والفلفل الحار والثوم والملح في وعاء كبير. أضيفي الجمبري، الطماطم، الفلفل الحلو، الخيار، والشعير. إرم إلى معطف.

67. بيني على غرار نورما

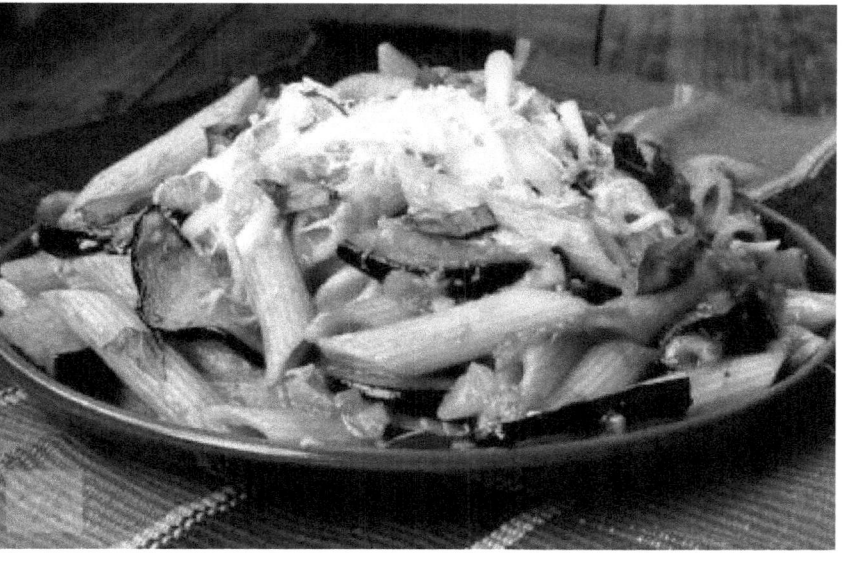

مكونات

- 1 حبة باذنجان، مقطعة إلى شرائح رفيعة ومقطعة إلى أرباع

- 1 1/2 ملعقة كبيرة ملح

- 4 ملاعق كبيرة زيت زيتون بكر ممتاز

- 1 كوب صلصة طماطم

- 150 جرام معكرونة لوبروفين بيني

- 1/3 كوب جبن قليل البروتين

- 5 أوراق ريحان طازجة

a) يُقلى الباذنجان في زيت الزيتون على دفعتين حتى يصبح طريًا وذهبيًا. توضع جانبا وتبقى دافئة.

b) تُسكب صلصة الطماطم في قدر وتُسخن.

c) في هذه الأثناء، قم بطهي لوبروفين بيني وفقًا للتعليمات الموجودة على العبوة، ثم صفيها واحتفظ ببعض ماء الطهي.

d) أضف المعكرونة إلى صلصة الطماطم الساخنة. إذا كانت المعكرونة لزجة قليلاً، قم بفكها باستخدام ماء الطهي المحفوظ.

e) ننقلها إلى طبق التقديم، ونسكب فوقها ما تبقى من الصلصة، ونضع فوقها الباذنجان . يُقطع الريحان في الأعلى ويُرش بالجبن قليل البروتين.

68. جازباتشو

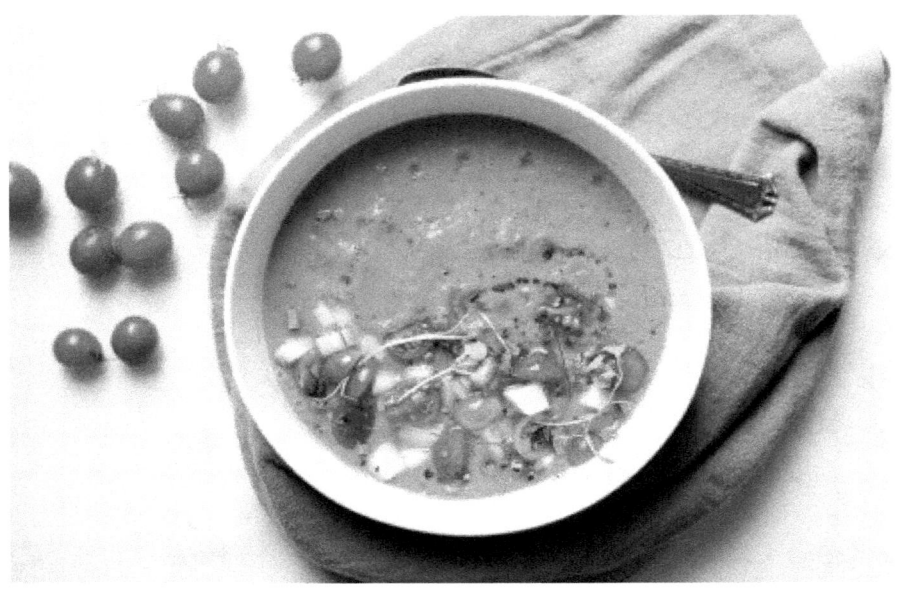

مكونات

- ½ خيارة منزوعة البذور ومقشرة
- 400 جرام طماطم، مقطعة
- 1 فلفل أحمر، منزوع البذور ومفروم
- 2 فصوص من الثوم، مقشرة ومهروسة
- 1 ملعقة صغيرة مسحوق الكمون
- 2 ملعقة كبيرة خل
- 40 جرام خبز قليل البروتين منقوع في الماء

a) أضف جميع المكونات إلى الخلاط واخلطها حتى تصبح ناعمة.

b) تبرد لمدة 20 دقيقة وتقدم.

ملفوف أحمر مطهو ببطء   69.

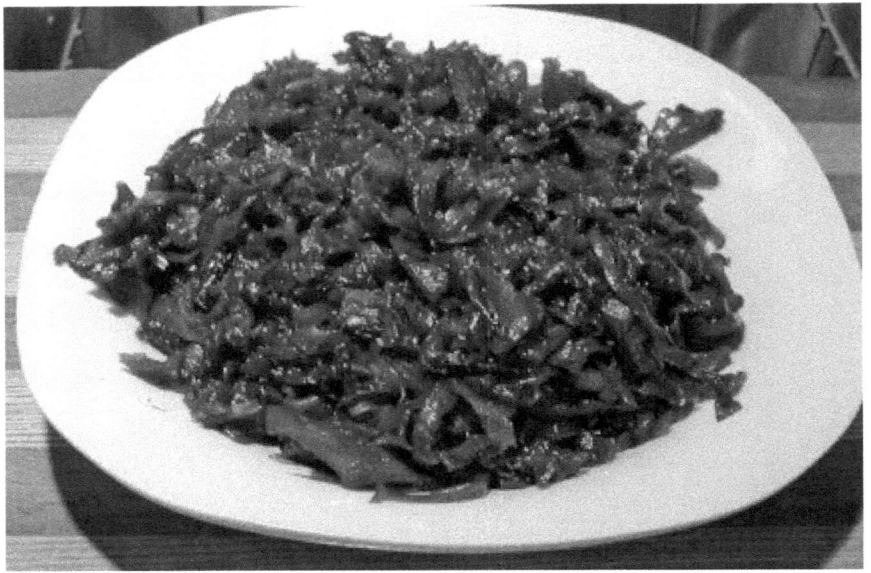

مكونات

- 40 جرام زبدة

- 40 جرام سكر بني

- ½ ملفوف أحمر، مقطع إلى شرائح رفيعة

- 200 جرام مرقة خضار

- 3 ملاعق كبيرة خل التفاح

- ½ ملعقة صغيرة قرفة

- 2 ثمرة تفاح، مقشرة ومقطعة إلى مكعبات

a) ضعي الزبدة والسكر في قدر على نار متوسطة وحركيه حتى تذوب الزبدة ويذوب السكر.

b) أضيفي الملفوف وقلبيه لمدة 5 دقائق.

c) يُسكب المرق وخل التفاح والقرفة ويُحرَّك ويُطهى لمدة 10 دقائق.

d) يُضاف التفاح ويُطهى لمدة 15 دقيقة أخرى مع التحريك المستمر حتى يقل المرق.

.70 شوربة البصل الفرنسية

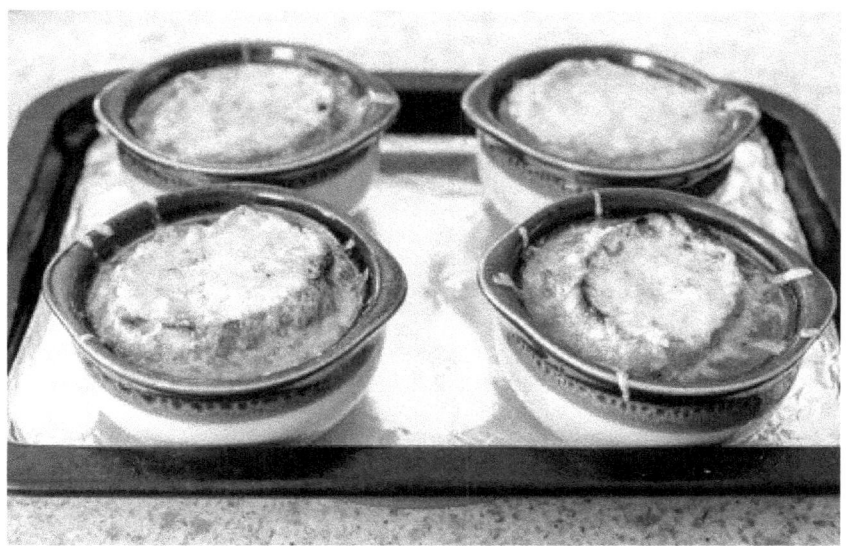

مكونات

- 30 جرام زبدة

- زيت 20 مل

- 3 حبات بصل، مقشرة ومقطعة إلى شرائح ناعمة

- 2 ملعقة كبيرة سكر بني غامق

- 500 مل من مرق الخضار

- 4 شرائح خبز باجيت قليل البروتين

- 40 جرام نكهة الشيدر الناضجة

a) سخني الزبدة والزيت في مقلاة كبيرة على نار متوسطة.

b) أضيفي البصل واطهيه لحوالي 10 دقائق حتى ينضج.

c) أضيفي السكر إلى البصل وقلّبي لمدة 5-10 دقائق حتى يصبح لونه بنياً غامقاً. هذا سوف يكرمل البصل.

d) أضيفي مرق الخضار واتركيه على نار خفيفة لمدة 15-20 دقيقة.

e) نسكب الشوربة في وعاء قابل للإستخدام في الفرن، ونضع شرائح الباجيت فوقها لتغطيها. قمة مع الجبن

f) ضعيها تحت الشواية على نار عالية، حتى تذوب الجبنة .

دواجن

71.   دجاج مع صلصة الأفوكادو والبرتقال

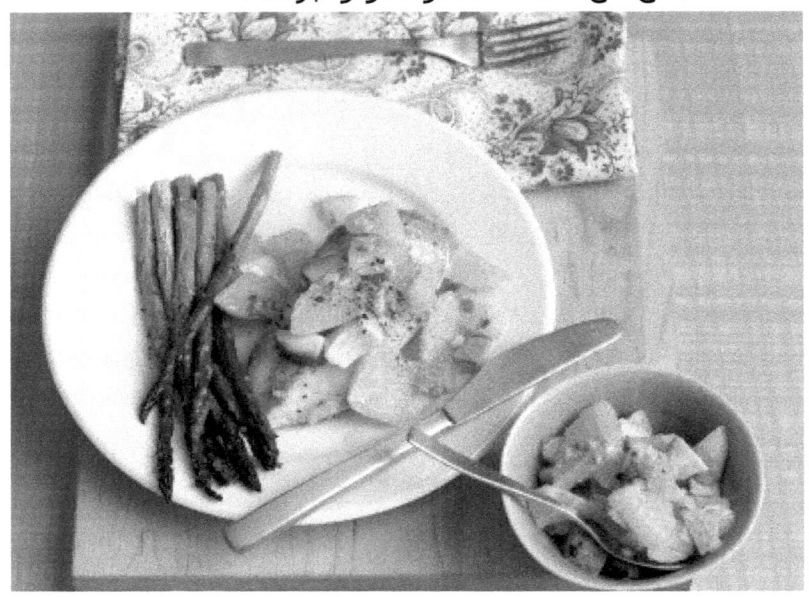

مكونات

- 4 أنصاف صدور دجاج خالية من العظم والجلد (1½ رطل)
- 4 أكواب من الماء
- ½ ملعقة صغيرة + 1/8 ملعقة صغيرة ملح
- 1 كوب برتقال مندرين معبأ في الماء أو عصيره الخاص
- 4 فجل، مقطعة إلى شرائح رفيعة
- ¼ كوب ريحان طازج مفروم + كمية إضافية للتزيين

a) في قدر كبيرة، اخلطي الدجاج مع الماء ونصف ملعقة صغيرة من الملح. يغطى ويترك حتى يغلي بلطف على نار عالية. خففي الحرارة واتركيها على نار خفيفة لمدة 15 دقيقة، أو حتى يسجل مقياس الحرارة الذي يتم إدخاله في الجزء السميك 165 درجة فهرنهايت.

b) ضعي شرائح برتقال الماندرين في وعاء. أضف الأفوكادو والفجل والريحان وما تبقى من 1/8 ملعقة صغيرة من الملح. إرم بلطف لخلط

c) - قومي بتصفية صدور الدجاج، وتخلصي من السائل. اتركها تبرد لمدة 5 دقائق، ثم قطعها بالعرض إلى شرائح بحجم $\frac{1}{2}$ بوصة. قسمي خليط البرتقال على 4 أطباق وأضيفي لكل منها ربع شرائح الدجاج، ورشي الدجاج بعصير خليط البرتقال. يُزيّن بأوراق الريحان في حالة استخدامه.

72. دجاج وخضار سوتيه

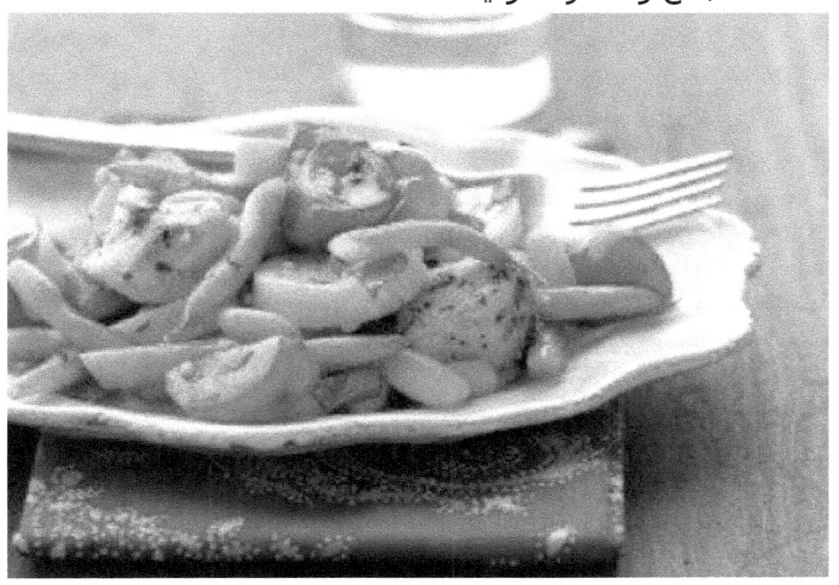

مكونات

- 1 بيضة
- 1 ملعقة كبيرة ماء
- ربع كوب من بذور الكتان المطحونة
- ربع كوب دقيق متعدد الأغراض
- $\frac{1}{2}$ ملعقة صغيرة ملح
- 4 صدور دجاج خالية من العظم والجلد
- 1 بصلة، مقطعة إلى شرائح $\frac{1}{2}$ بوصة
- 1 كوسة، مقطعة إلى نصفين بالطول ومقطعة إلى شرائح
- 2 كوب طماطم عنبية، مقطعة إلى نصفين
- 1 ملعقة صغيرة ريحان مجفف
- 2 كوب كسكس من القمح الكامل المطبوخ

a) ضعي البيضة والماء في طبق عميق واخفقيهم حتى يمتزجوا. الجمع بين بذور الكتان والدقيق والملح في طبق آخر ضحل. نغمس الدجاج في خليط البيض ثم في خليط بذور الكتان. ضع الدجاج على الورقة المجهزة. اخبزيها مع التقليب مرة واحدة لمدة 15 دقيقة أو حتى يصل مقياس الحرارة في المركز إلى 160 درجة فهرنهايت.

b) في هذه الأثناء، قومي بتغطية مقلاة كبيرة غير لاصقة برذاذ الطبخ وسخني الزيت على نار متوسطة إلى عالية. يُضاف البصل والكوسة ويُطهى المزيج مع التحريك لمدة 5 دقائق أو حتى ينضج جيدًا. أضيفي الطماطم والريحان واطهيهما لمدة 3 دقائق، أو حتى ينضجا. إزالة من الحرارة. اعصري الليمون فوق خليط الطماطم وقلبيه حتى يغطى.

73. الدجاج بالبرتقال والبروكلي

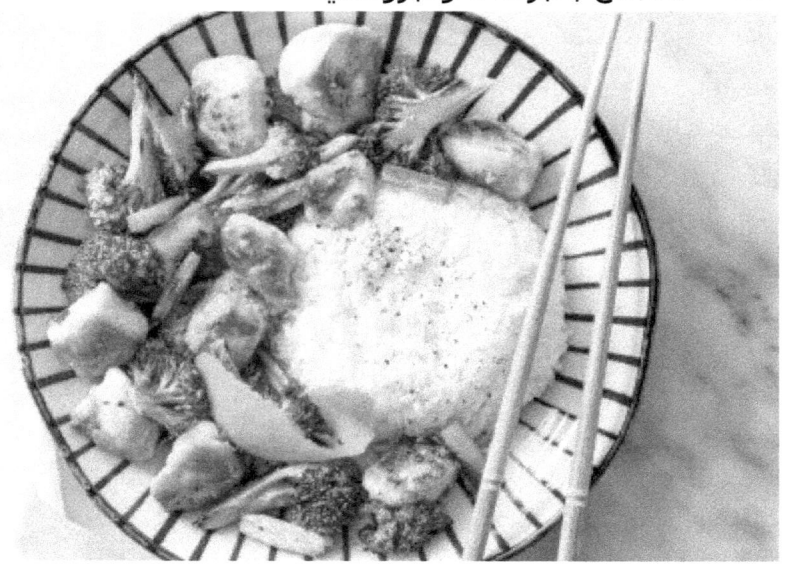

مكونات

- 2 حزمة من البروكلي
- نصف كوب عصير برتقال
- 2 ملاعق كبيرة من صلصة الصويا قليلة الصوديوم
- 2 ملعقة صغيرة نشا الذرة
- 2 ملعقة كبيرة مربى برتقال
- ¼ رطل دجاج تندر
- 3 بصلات، مقطعة إلى شرائح
- 3 فصوص كبيرة من الثوم، مفرومة
- 1 ملعقة كبيرة زنجبيل طازج مفروم
- رشة من رقائق الفلفل الأحمر
- 1/3 كوب مرق دجاج قليل الصوديوم
- 1 حبة فلفل أحمر، مقطعة إلى شرائح رفيعة

a) يُمزج عصير البرتقال وصلصة الصويا ونشا الذرة ومربى البرتقال في وعاء صغير. يقلب حتى المخلوطة.

b) سخني الزيت على نار متوسطة عالية. يُضاف الدجاج ويُطهى مع التحريك بشكل متكرر لمدة تتراوح بين 2 إلى 3 دقائق أو حتى ينضج. يُضاف البصل الأخضر والثوم والزنجبيل ورقائق الفلفل الأحمر ويُحرَّك المزيج.

c) أضيفي المرق والبروكلي إلى الخليط في المقلاة وخففي الحرارة إلى متوسطة. يغطى ويطهى لمدة دقيقتين. حرك الصلصة وأضفها إلى المقلاة مع الدجاج. يُطهى مع التحريك باستمرار لمدة دقيقة إلى دقيقتين .

74. دجاج سيشوان و أرز

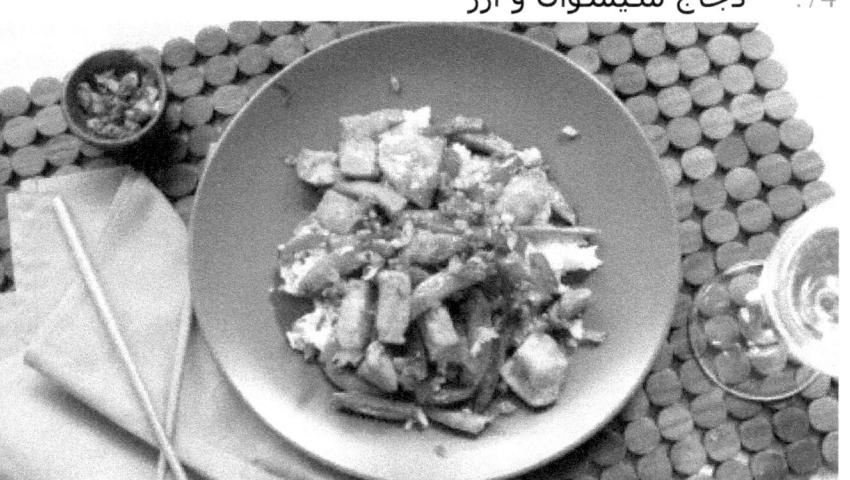

مكونات

- 1 ملعقة صغيرة ثوم مفروم
- 1 ملعقة صغيرة زنجبيل طازج مبشور
- نصف ملعقة صغيرة بهارات الليمون والفلفل
- $\frac{1}{2}$ ملعقة صغيرة من بذور الشمر المطحونة
- رشة من القرنفل المطحون
- 1 رطل دجاج تندر
- 12 أونصة بوك تشوي
- ربع كوب مرق دجاج
- 1 ملعقة كبيرة صلصة الصويا قليلة الصوديوم
- 2 2/3 كوب أرز بني مطبوخ

a) يُمزج الثوم والزنجبيل وتوابل الليمون والفلفل وبذور الشمر والقرنفل في وعاء كبير. أضف الدجاج.

b) أضف الزيت إلى المقلاة وحركه لتغطي المقلاة. ضعي قطع الدجاج في المقلاة بحيث تكون منفصلة. يُطهى لمدة تتراوح من دقيقة إلى دقيقتين، أو حتى يبدأ الدجاج في التحول إلى اللون البني من الأسفل. اقلبه واطهيه لمدة دقيقة واحدة حتى يصبح لونه بنيًا.

c) خفض الحرارة إلى المتوسطة. أضف بوك تشوي. يُطهى مع التقليب لمدة دقيقتين تقريبًا أو حتى تذبل أوراق بوك تشوي. أضف المرق وصلصة الصويا. يُغلى المزيج تقريبًا. خففي الحرارة واتركيها على نار هادئة لمدة دقيقتين .

75. الدجاج مع الكمثرى والجوز

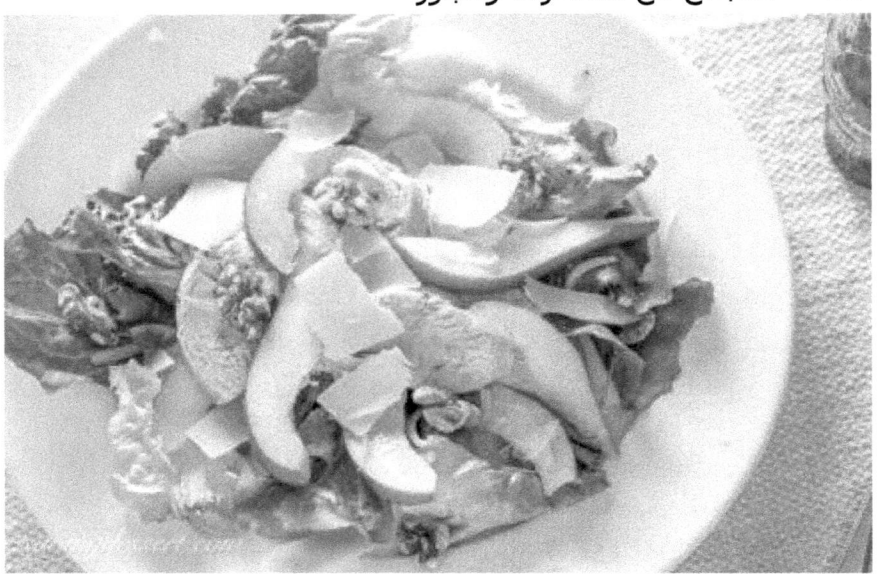

مكونات

- 2 ملعقة كبيرة دقيق متعدد الأغراض
- ½ ملعقة صغيرة ملح
- ربع ملعقة صغيرة من الفلفل الأسود المطحون الطازج
- 2 صدور دجاج كبيرة منزوعة العظم والجلد
- 2 ملعقة كبيرة زيت كانولا
- 1 بصلة كبيرة، مقطعة إلى شرائح
- 2 ثمرة كمثرى متوسطة الحجم، مقسمة إلى نصفين، مقشرة ومقطعة إلى شرائح
- 1 كيس (6 أونصات) سبانخ صغيرة
- نصف كوب من عصير التفاح أو عصير التفاح
- ½ 1 ملعقة صغيرة من أوراق الزعتر الطازجة
- نصف كوب من الجبن الأزرق قليل الدسم مفتت

a) يُمزج الدقيق والملح والفلفل في طبق ضحل. - يغمس الدجاج في الخليط ويترك جانباً.

b) سخني ملعقة كبيرة من الزيت في مقلاة كبيرة غير لاصقة على نار متوسطة. يُضاف البصل ويُطهى لمدة 5 دقائق، أو حتى يُحمر قليلاً. أضيفي الكمثرى واطهيها لمدة 3 دقائق، أو حتى تكتسب اللون البني الفاتح. أضيفي السبانخ واطهيها لمدة دقيقة واحدة، أو حتى تذبل. ضعي الخليط في طبق التقديم.

c) يُطهى الدجاج مع التقليب مرة واحدة لمدة 6 إلى 8 دقائق أو حتى يصبح لونه بنيًا. أضيفي عصير التفاح والزعتر واتركيه حتى يغلي.

d) ضعي الدجاج على خليط السبانخ، ورشيه بخليط عصير التفاح، ثم رشيه بالجبن والجوز.

.76 الدجاج المكسيكي مع بذور اليقطين

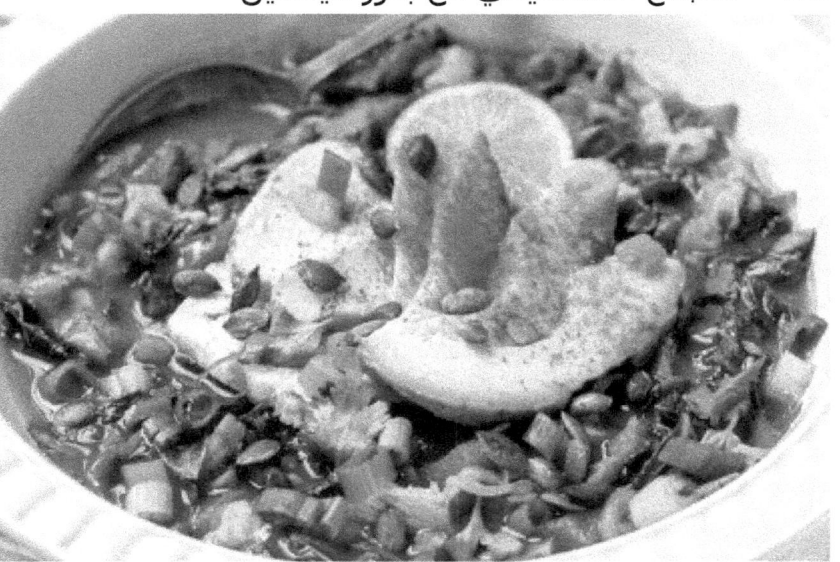

مكونات

- 2 ملعقة صغيرة زيت كانولا
- ½ بصلة مفرومة
- ½ حبة فلفل أحمر، مفرومة
- 1 ملعقة صغيرة كمون مطحون
- 1 ملعقة صغيرة أوريجانو طازج مفروم
- ¼ ملعقة صغيرة ملح
- 1 ملعقة كبيرة دقيق
- ربع ملعقة صغيرة من الفلفل الأسود المطحون الطازج
- 1 كوب مرق دجاج قليل الصوديوم
- 1 رطل دجاج تندر
- 3 أكواب أرز بري مطبوخ، كزبرة طازجة للتزيين (اختياري)

a) سخني الزيت في مقلاة كبيرة غير لاصقة على نار متوسطة إلى عالية. أضيفي البصل والفلفل الحلو والكمون والأوريجانو والملح. حرك المزيج. يُغطى ويُطهى على نار متوسطة مع التحريك من حين لآخر لمدة 3 دقائق أو حتى تنضج الخضار.

b) أضيفي الدقيق والفلفل الأسود. يقلب حتى يغطي الدقيق الخضار جيدًا. يُضاف المرق ويُطهى مع التحريك باستمرار لمدة دقيقتين أو حتى يصبح سميكًا. أضف الدجاج. يغطى ويترك على نار خفيفة لمدة 10 دقائق، أو حتى ينضج الدجاج. أضف بذور اليقطين وحركها في الصلصة.

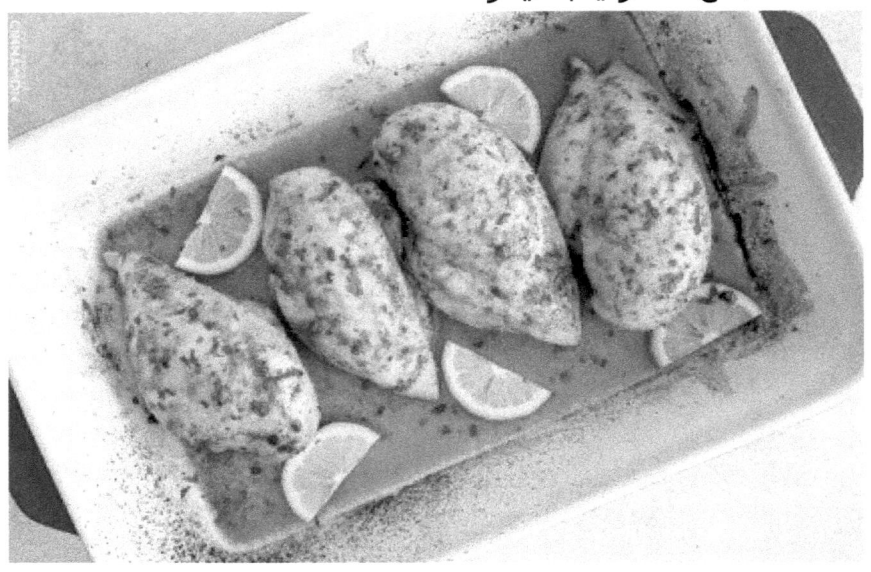

دجاج مشوي بالليمون   .77

مكونات

- 1 ملعقة كبيرة زيت زيتون بكر ممتاز
- قشر مبشور وعصير 1 ليمونة
- 1 ملعقة كبيرة ثوم مفروم
- 1 ملعقة صغيرة أوريجانو مجفف
- ¼ ملعقة صغيرة ملح
- 3/4 ملعقة صغيرة فلفل أسود مطحون
- 3/4 ملعقة صغيرة بابريكا
- 4 أرجل أو أفخاذ دجاج منزوعة الجلد،
- 1 حبة فلفل أحمر متوسطة الحجم
- 1 حبة فلفل رومي متوسطة الحجم
- 2 بطاطس يوكون جولد متوسطة الحجم
- 1 بصلة حمراء متوسطة الحجم، مقطعة إلى 8 شرائح
- نعناع طازج أو بقدونس مفروم

a) أضيفي الزيت، وقشر الليمون، وعصير الليمون، والثوم، والأوريجانو، والملح، والفلفل الأسود، والبابريكا.

b) ضعي الدجاج على جانب واحد من المقلاة والفلفل الحلو والبطاطس والبصل على الجانب الآخر. إرم لمعطف مع التوابل.

c) مشوي لمدة 20 دقيقة. اقلب الدجاج وحرك الخضار. مشوي لمدة 20 إلى 25 دقيقة أخرى

d) رتبي الدجاج والخضار في أطباق التقديم، ثم رشي 10 حبات زيتون فوق كل حصة. مقبلات

78. بارميزان بالدجاج

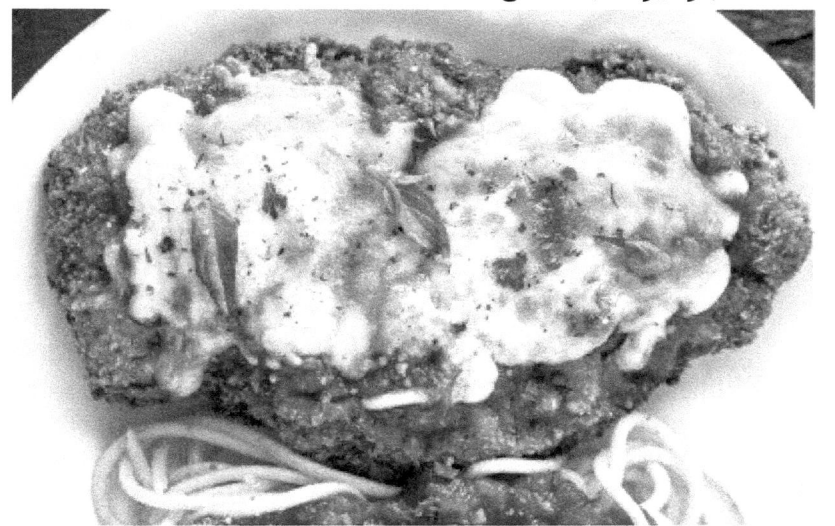

مكونات

- 1 بيضة
- 1 ملعقة كبيرة ماء
- ربع كوب من فتات خبز القمح الكامل
- نصف ملعقة صغيرة بهارات إيطالية
- 4 قطع دجاج (حوالي 3 أونصات لكل منها)
- 2 كوب صلصة مارينارا جاهزة
- ربع كوب من جبنة الموزاريلا منزوعة الدسم

a) سخني الفرن إلى 425 درجة فهرنهايت. قم بتغطية صينية الخبز برذاذ الطبخ.

b) اخفقي البيضة مع الماء في طبق ضحل. يُمزج الصنوبر مع فتات الخبز والتوابل في طبق ضحل آخر. نغمس الدجاج في البيض ثم خليط الجوز. ضعي الدجاج على صينية الخبز المجهزة.

c) اخبزيها لمدة 10 دقائق. اقلب الدجاج وفوق كل منها نصف كوب من صلصة المارينارا وبعض الجبن. اخبزيها لمدة 5 إلى 10 دقائق أطول، أو حتى تذوب الجبنة وينضج الدجاج.

79. رولي الدجاج المحشو

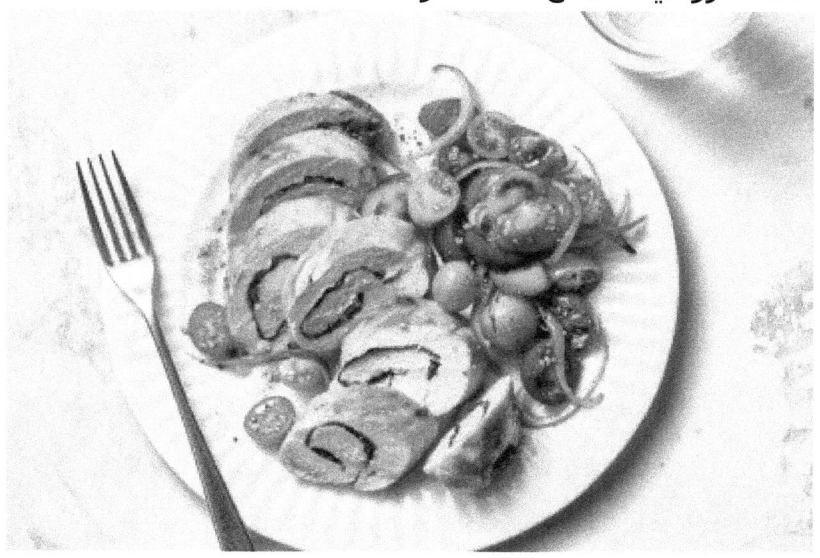

مكونات

- 4 أوقية معكرونة متعددة الحبوب ، مطبوخة
- $\frac{1}{4}$ كوب بصل مفروم ناعماً
- 1 فص ثوم، مفروم
- $\frac{1}{4}$ ملعقة صغيرة من رقائق الفلفل الأحمر
- 2 ملعقة صغيرة زيت زيتون
- $\frac{1}{4}$ كوب مبشـور
- جبنة البارميزان
- 1 حزمة سبانخ مجمدة ومقطعة
- 4 قطع من صدور الدجاج ، مقشـرة
- 2 ملعقة كبيرة طماطم مجففة مفرومة
- نصف كوب مرق دجاج قليل الصوديوم

a) يُطهى البصل والثوم ورقائق الفلفل في ملعقة صغيرة من الزيت لمدة 30 ثانية. يُمزج خليط البصل، والبارميزان، والسبانخ في وعاء صغير.

b) وزعي كميات متساوية من خليط الطماطم والسبانخ فوق شرحات اللحم. نشمر بعناية كل شرحات .

c) أضف الزيت المتبقي إلى المقلاة واتركه على نار متوسطة. أضيفي الدجاج واطهيه لمدة 10 دقائق تقريباً. أضف المرق. يغطى ويطهى على نار خفيفة لمدة 7 دقائق تقريبا.

d) اغلي العصائر المتبقية في المقلاة لمدة 5 دقائق تقريبًا، أو حتى تنخفض إلى النصف. إرم المعكرونة والمكسرات في العصائر.

80. زيستي تركيا الفلفل الحار

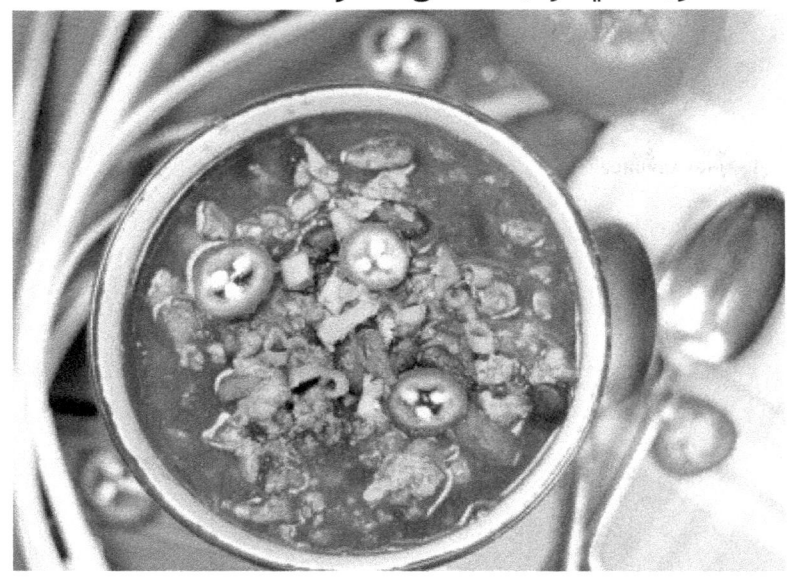

مكونات

- 2 رطل من صدر الديك الرومي المطحون قليل الدهن
- 1 بصلة كبيرة، مفرومة
- 2 حبة فلفل أحمر أو أصفر مقطعة
- 4 فصوص كبيرة من الثوم، مفرومة
- 3 ملاعق كبيرة معجون طماطم
- 2 ملعقة كبيرة مسحوق الفلفل الحار
- 1 ملعقة كبيرة كمون مطحون
- 1 ملعقة صغيرة أوريجانو مجفف
- 1 ملعقة صغيرة ملح
- 1 حبة بطاطا حلوة كبيرة
- 1 علبة (28 أونصة) طماطم مقطعة
- 1 علبة (14 أونصة) مرق دجاج
- 2 علبة فاصوليا مشكلة
- 1 كوسة، مفرومة

a) يُطهى الديك الرومي والبصل والفلفل الحلو مع التحريك بشكل متكرر لمدة 8 دقائق. أضيفي الثوم ومعجون الطماطم ومسحوق الفلفل الحار والكمون والأوريجانو والملح. يُطهى مع التحريك باستمرار لمدة دقيقة واحدة.

b) أضف البطاطا الحلوة، والطماطم المقطعة، ومرق الدجاج، والفلفل الحار، إذا كنت تستخدم، جلب ليغلي.

c) ضجة في الفاصوليا والكوسا. العودة إلى ينضج. يُغطى ويُترك على نار خفيفة لمدة 30 دقيقة مع التحريك من حين لآخر أو حتى تمتزج النكهات جيدًا وتصبح الخضار طرية.

الأسماك والمأكولات البحرية

81.   سمك السلمون مع البازلاء الثلجية

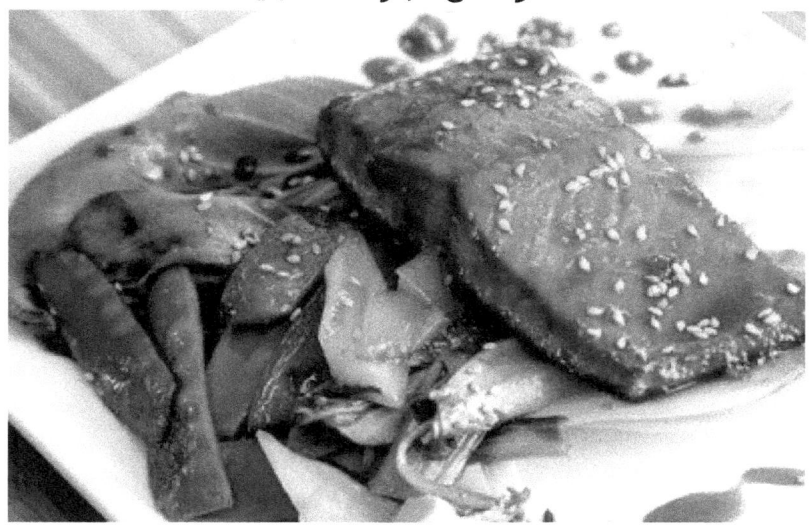

مكونات

- 4 شرائح سلمون منزوعة الجلد
- 1 ملعقة صغيرة زنجبيل طازج مبشور
- 1 فص ثوم، مفروم
- 1 ملعقة كبيرة عصير ليمون طازج
- 2 ملاعق صغيرة من صلصة الصويا قليلة الصوديوم
- 1 ملعقة صغيرة زيت سمسم محمص
- 2 بصل أخضر، مقطع إلى شرائح رفيعة
- 1 رطل من البازلاء الثلجية، مشذبة

a) افركي شرائح الفيليه بالزنجبيل والثوم. قم بتغطية سلة الطهي بالبخار برذاذ الطبخ ورتب الشرائح في السلة.

b) يُغلى 2 بوصة من الماء في قدر. ضع سلة البخار في القدر وقم بتغطيتها. طهي لمدة 8 دقائق.

c) في هذه الأثناء، اخفقي عصير الليمون الحامض، وصلصة الصويا وزيت السمسم والبصل الأخضر في وعاء صغير. اجلس جانبا.

d) بعد أن ينضج السلمون لمدة 8 دقائق، ضعي فوقه البازلاء الثلجية وغطيه. يُطهى لمدة 4 دقائق إضافية تقريبًا، أو حتى يصبح السلمون معتمًا والبازلاء الثلجية طرية.

e) اصنعي طبقة من البازلاء الثلجية على 4 أطباق، ضعي فوقها سمك السلمون، ثم رشي ربع كمية الزيتون فوق كل حصة، ورشي الصلصة المحفوظة.

82. نعل محشو بالكوسة

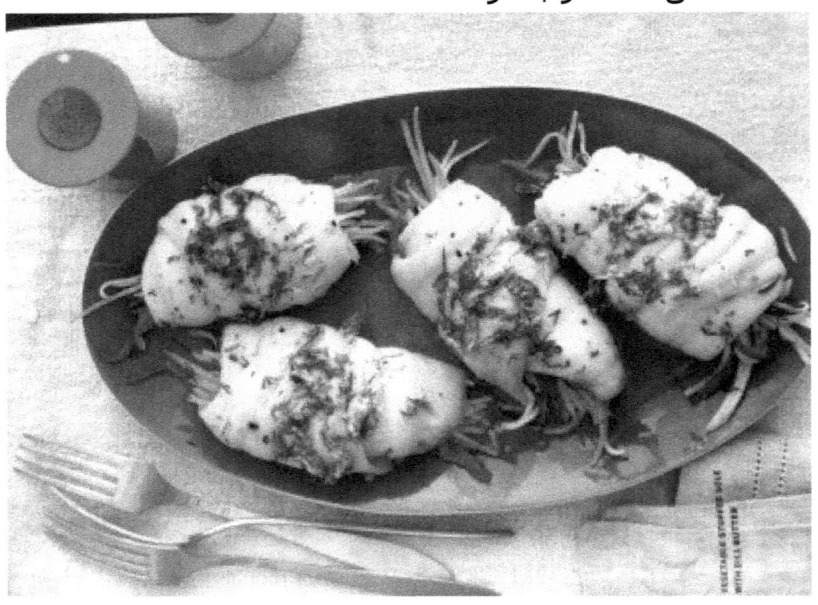

مكونات

- 2 ملعقة صغيرة زيت زيتون بكر ممتاز
- 1 كوب كوسة مقطعة إلى شرائح رفيعة
- 1 فص ثوم مفروم
- 1 ملعقة صغيرة ملح وفلفل
- 1 رطل فيليه وحيد
- ربع كوب من النبيذ الأبيض الجاف، أو
- 2 ملعقة كبيرة مرق خضار
- 1 ملعقة كبيرة زبدة
- وعصير ليمون
- 1 ملعقة صغيرة من البقدونس الطازج المفروم ناعماً

a) أضيفي الكوسة والثوم إلى الزيت . يقلب باستمرار لمدة 2 إلى 3 دقائق . يتبل بالملح والفلفل.

b) ضعي كل شريحة فيليه على سطح مستو ووزعي ربع خليط القرع بالتساوي على الجزء العلوي، مع ترك هامش $\frac{1}{2}$ بوصة على كلا الطرفين. نلف الفيليه على شكل اسطوانة ونثبته بعود خشبي.

c) أضيفي ملعقة الزيت المتبقية إلى المقلاة وضعيها على نار متوسطة. أضف لفائف السمك، بحيث تكون جهة التماس للأعلى. طبخ لمدة دقيقتين. أضف خليط مرق النبيذ أو عصير الليمون. خففي الحرارة إلى متوسطة-منخفضة، ثم غطيها واطهيها لمدة 5 دقائق أطول، أو حتى تتقشر الأسماك بسهولة باستخدام شوكة.

.83 السمك المفلطح المحمص مع الخرشوف

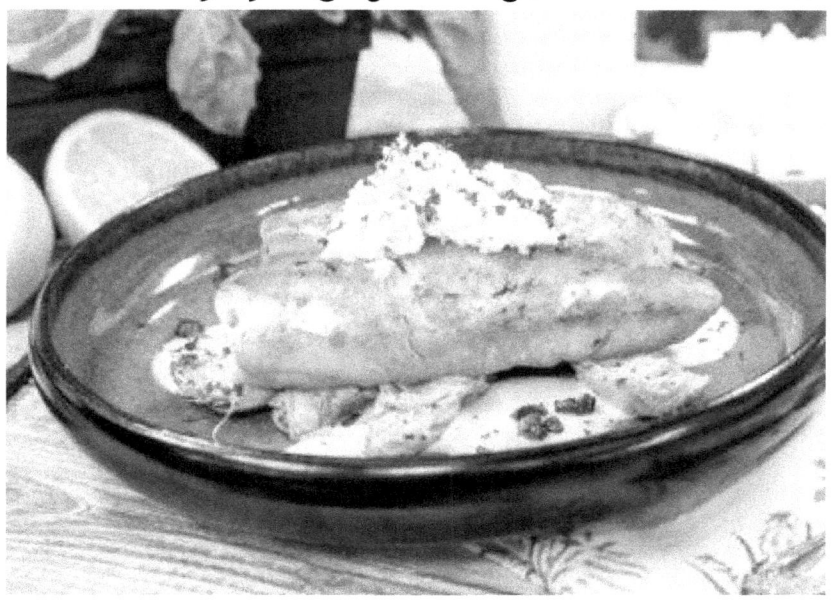

مكونات

- 2 بصل أحمر كبير، مقطع إلى شرائح $\frac{1}{4}$ بوصة
- 1 حزمة من قلوب الخرشوف
- 1 كوب طماطم كرزية أو عنبية صغيرة الحجم
- 2 ملعقة كبيرة بقدونس مفروم
- 1 ملعقة صغيرة من قشر البرتقال الطازج المبشور
- 1 فص ثوم، مفروم
- 4 شرائح سمك مفلطح منزوعة الجلد

a) يُمزج البصل والزيت في طبق خبز مقاس 13 × 9 بوصة. إرم ثم انتشرت في طبقة متساوية.

b) يُشوى البصل لمدة 35 دقيقة تقريباً، أو حتى يصبح طرياً جداً. نخرجها من الفرن ونضيف الخرشوف والطماطم.

c) اخلطي البقدونس، وبرش البرتقال، والثوم في وعاء صغير. اجلس جانبا.

d) ارفعي درجة حرارة الفرن إلى 450 درجة فهرنهايت. ادفع الخضار إلى جانب واحد من الطبق وأضف السمك المفلطح ورتبه بالتساوي في المقلاة. تُسكب الخضار فوق السمك ويُرش بخليط البقدونس.

e) أعد طبق الخبز إلى الفرن واشويه حتى تتقشر السمكة بسهولة باستخدام الشوكة

84.   سمك القد المحمص مع الشمر

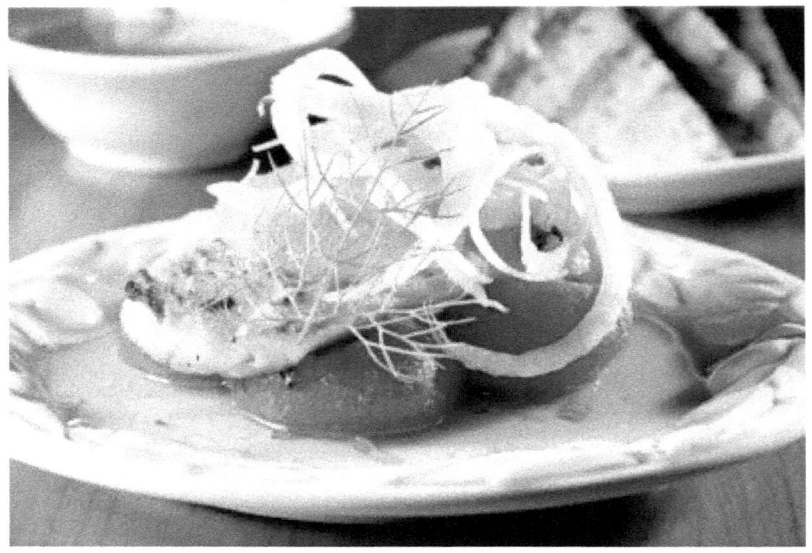

مكونات

- نصف كيلو من شرائح سمك القد، مقطعة إلى 4 أجزاء
- 2 حزمة من الشمر (3/4 رطل)، مشذبة ومقطعة إلى نصفين ومقطعة إلى شرائح رفيعة جدًا بالعرض
- 2 ملعقة كبيرة أوراق شمر مقطعة
- 1/3 كوب زيتون كالاماتا منزوع البذور ومقطع إلى نصفين
- 1 كوب من أوراق البقدونس الطازجة الكاملة، منزوعة السيقان
- 1½ ملعقة صغيرة عصير ليمون
- 1½ ملعقة صغيرة زيت زيتون
- 1/8 ملعقة صغيرة ملح

a) سخني الفرن إلى 400 درجة فهرنهايت. قم بتغطية مقلاة مقاومة للفرن برذاذ الطبخ.

b) ملعقة كبيرة من البيستو على كل شريحة لحم. رتبيها في المقلاة المجهزة مع ترك مسافة بينهما. اشويها لمدة 9 دقائق، أو حتى تتقشر السمكة بسهولة. أخرجه من الفرن.

c) في هذه الأثناء، تُمزج شرائح الشمر والسعف، والزيتون، والبقدونس، وعصير الليمون، والزيت، والملح في وعاء كبير. إرم لخلط.

d) تقسم السلطة على 4 أطباق ويوضع فوق كل منها السمك.

85. البلطي على البخار مع البيستو

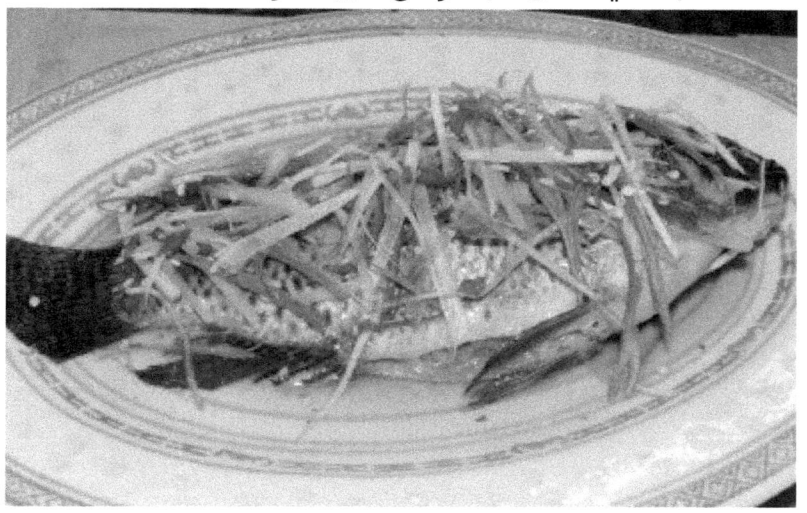

مكونات

- 6 أكواب سبانخ صغيرة
- 1 حبة فلفل أحمر، مقطعة إلى شرائح رفيعة
- 4 شرائح بلطي
- ½ ملعقة صغيرة ملح
- ربع ملعقة صغيرة من الفلفل الأسود المطحون الطازج

a) سخني الفرن إلى 450 درجة فهرنهايت. قم بتغطية جانب واحد من أربع ورقات مقاس 12 × 20 بوصة برذاذ الطبخ.

b) ضعي في النصف العلوي من كل ورقة من ورق القصدير كوبًا ونصف من السبانخ، وربع كمية الفلفل الحلو، وقطعة فيليه بلطي. يرش بالملح والفلفل الأسود. قم بطي النصف الآخر من كل ورقة فويل فوق الحشوة وقم بتجعيد الحواف لإغلاق محكم.

c) ترتيب الحزم على ورقة الخبز الكبيرة. اخبزيها لمدة 10 إلى 12 دقيقة، أو حتى تنتفخ الأكياس. نقل كل حزمة إلى طبق التقديم. قم بقطع الجزء العلوي من كل قطعة بعناية للسماح للبخار بالهروب. بعد دقيقة، قومي بتقشير ورق الألمنيوم لتظهر السمكة. تحقق للتأكد من أن السمك يتقشر بسهولة عند اختباره بالشوكة.

d) ضعي فوق كل جزء ملعقة كبيرة من البيستو قبل التقديم.

.86 روبيان بالثوم

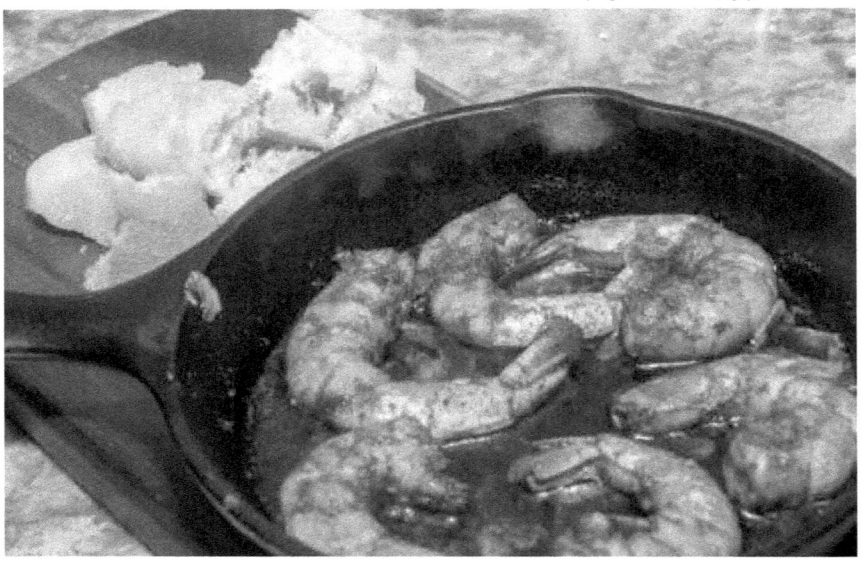

مكونات

- 2 حبة فليفلة حمراء، مقطعة إلى شرائح رفيعة
- $\frac{1}{2}$ خيارة بدون بذور
- $\frac{1}{4}$ ملعقة صغيرة ملح
- 4 فصوص كبيرة من الثوم، مفرومة
- 1 رطل من الجمبري المقشر والمنظف
- 1 ملعقة كبيرة بابريكا مدخنة
- نصف ملعقة صغيرة من الفلفل الأسود المطحون الطازج
- 2 ملعقة كبيرة عصير ليمون

a) يُضاف الفلفل الحلو إلى الزيت ويُغطى ويُطهى مع التحريك كثيرًا لمدة 5 دقائق أو حتى ينضج. يُضاف الخيار و1/8 ملعقة صغيرة من الملح، ويُغطى ويُطهى مع التحريك كثيرًا لمدة 3 دقائق، أو حتى يصبح طريًا وشفافًا. نقل الخضار إلى طبق التقديم. غطاء للتدفئة.

b) يُمزج الثوم مع 3 ملاعق كبيرة من الزيت المتبقي في نفس المقلاة على نار متوسطة. يُطهى مع التحريك لمدة دقيقة واحدة تقريبًا أو حتى تفوح رائحته.

c) يُضاف الجمبري ويُرش بالبابريكا والفلفل الأسود وما تبقى من 1/8 ملعقة صغيرة من الملح. يُطهى مع التحريك كثيرًا لمدة تتراوح من 5 إلى 7 دقائق .

d) أضف الشيري، إذا كنت تستخدم، وعصير الليمون. يُطهى مع التحريك لمدة دقيقة واحدة أو حتى تصبح عصائر المقلاة فقاعية وسميكة. يقدم الجمبري فوق الخضار.

87. الاسكالوب على الطريقة الجامايكية

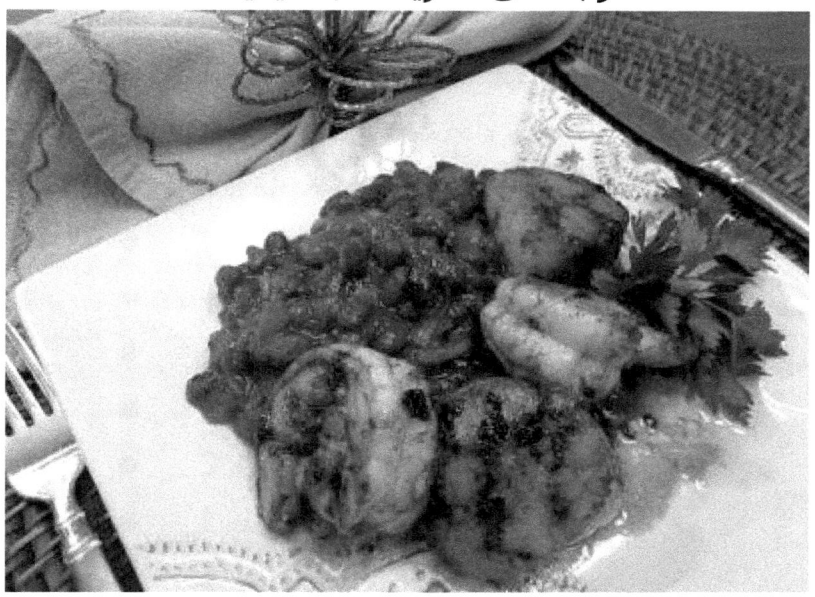

مكونات

- 16 اسكالوب البحر
- 1 ملعقة صغيرة بهار كاريبي
- 1 علبة فاصوليا سوداء منزوعة الملح
- 1 طماطم
- 1 مانجو، مقشرة ومقطعة إلى مكعبات
- ½ بصلة حمراء، مفرومة ناعماً
- 1 حبة فلفل هالابينو تشيلي صغيرة
- 2 ملعقة كبيرة عصير ليمون
- 2 ملعقة كبيرة زيت كانولا
- 1 ملعقة كبيرة كزبرة مفرومة
- ¼ ملعقة صغيرة كمون مطحون
- 1/8 ملعقة صغيرة ملح وفلفل أسود
- 4 شرائح ليمون

a) يُمزج الفاصوليا والطماطم والفلفل الحلو والمانجو والبصل وفلفل الهلابينو وعصير الليمون وملعقة كبيرة من زيت الكانولا والكزبرة والكمون والملح والفلفل حسب الرغبة في وعاء متوسط الحجم، ويُخلط جيدًا. دعونا نقف لمزج النكهات.

b) في هذه الأثناء، سخني مقلاة على نار متوسطة إلى عالية. أضف ملعقة كبيرة المتبقية من الزيت وسخنها لمدة دقيقة واحدة. أضف الاسكالوب إلى المقلاة. يُطهى لمدة دقيقة إلى دقيقتين على كل جانب، حتى يصبح لونه بنيًا جيدًا في كل مكان ويصبح غير شفاف في المنتصف. إزالة إلى لوحة.

88. لينجويني الليمون مع الاسكالوب

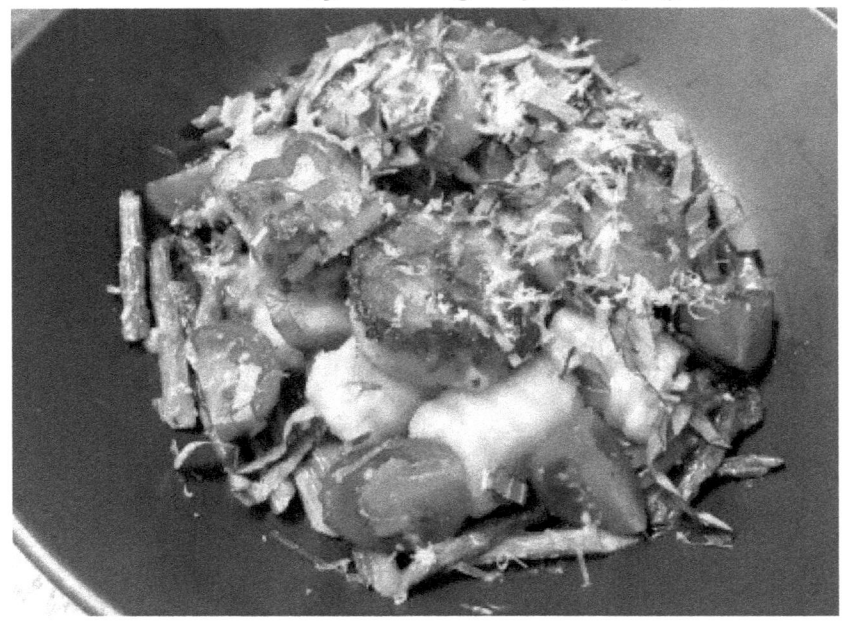

مكونات

- 1 حفنة من الهليون
- 8 أوقية لينجويني متعدد الحبوب
- 16 اسكالوب البحر
- ¼ ملعقة صغيرة ملح
- 2 ملعقة صغيرة زيت زيتون
- 2 ملعقة كبيرة عصير ليمون

a) يُغلى 3 لتر من الماء في وعاء كبير. يُضاف الهليون ويُطهى لمدة دقيقة واحدة، أو حتى يصبح لونه أخضر ساطعًا وطريًا. قم بإزالته بالملقط، واشطفه بالماء البارد، واتركه جانبًا.

b) في نفس الوعاء، قم بطهي اللينجويني لمدة 10 دقائق تقريبًا، أو حتى ينضج.

c) في هذه الأثناء، يُتبل الإسكالوب بالفلفل حسب الرغبة و1/8 ملعقة صغيرة من الملح. تسخين مقلاة كبيرة على نار متوسطة عالية. أضف الزيت إلى المقلاة. قم بطهي الإسكالوب لمدة دقيقة إلى دقيقتين على كل جانب، حتى يصبح لونه بنيًا جيدًا في كل مكان ويصبح غير شفاف في المنتصف. إزالة وتوضع جانبا.

d) في نفس المقلاة، قم بخلط عصير الليمون، قشر الليمون، ربع كوب من الماء، و 1/8 ملعقة صغيرة من الملح.

e) تُصفّى المعكرونة وتُخلط مع خليط الهليون والريحان المفروم والجوز وعصير الليمون.

نباتي

89.   التوفو المقلي

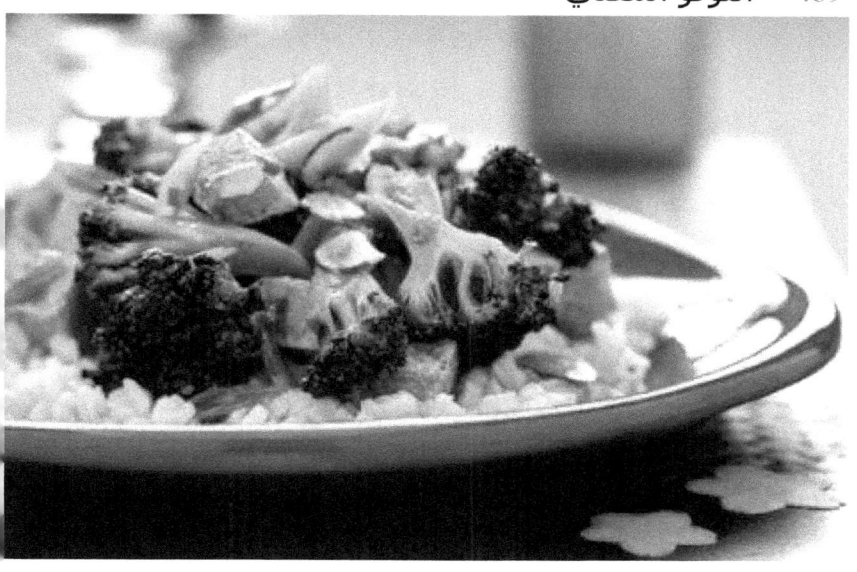

مكونات

- 1 عبوة (16 أونصة) من التوفو الصلب
- 4 أكواب من زهور البروكلي
- 2 ملعقة صغيرة زيت سمسم
- 2 ملعقة صغيرة زيت كانولا
- 1 حزمة بصل أخضر، مقطع إلى شرائح رفيعة
- 1 ملعقة كبيرة ثوم مفروم
- 1 حبة فلفل هالبينو تشيلي صغيرة، مقسمة إلى نصفين ومنزوعة البذور ومفرومة جيدًا (ارتدي قفازات بلاستيكية عند التعامل معها)
- $3\frac{1}{2}$ ملاعق صغيرة من صلصة الصويا

a) أثناء تصفية التوفو، قم ببخار البروكلي على البخار لمدة 5 دقائق تقريبًا، أو حتى يصبح طريًا. اجلس جانبا.

b) قم بتغطية مقلاة أو مقلاة كبيرة برذاذ الطبخ. يوضع على نار عالية لمدة دقيقة واحدة. أضف ملعقة صغيرة من كل زيت. عندما يسخن، أضيفي التوفو واطهيه لمدة 5 دقائق مع التحريك المستمر حتى يصبح لونه بنيًا. نقل إلى وعاء ضحل.

c) أضف الملعقتين الصغيرتين المتبقيتين من الزيت إلى المقلاة، يليهما البصل الأخضر والثوم والفلفل والقرنبيط يقلى على نار متوسطة الحرارة لمدة دقيقتين. أضيفي صلصة الصويا واللوز والتوفو. إرم بلطف للجمع.

90. جوز الهند بالكاري التوفو

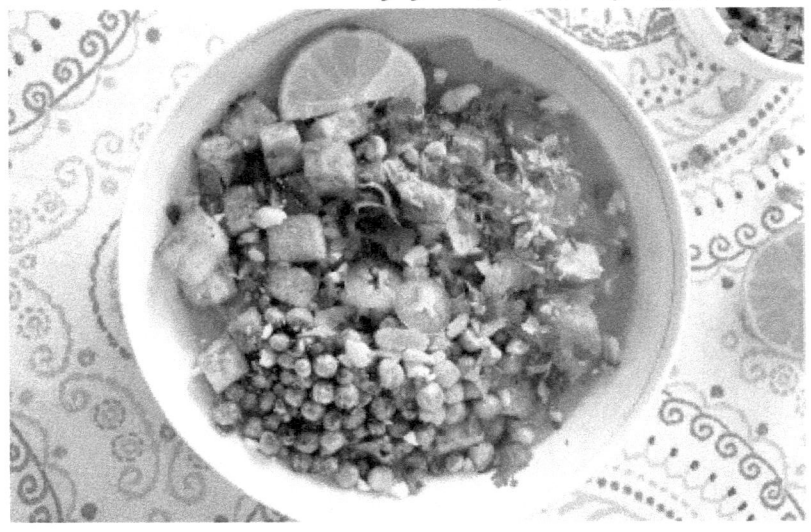

مكونات

- 1 كوب أرز بسمتي بني ، مطبوخ
- 1 علبة توفو متماسك، مضغوط
- 1 ملعقة كبيرة زيت كانولا
- ½ ملعقة صغيرة ملح
- 1 بصلة كبيرة، مقطعة إلى نصفين ومقطعة إلى شرائح رفيعة
- 1-2 ملعقة كبيرة معجون كاري أحمر
- ½ ملعقة صغيرة من مسحوق الكاري
- 4 أكواب من زهور البروكلي
- 1 كوب حليب جوز الهند خفيف
- 3/4 كوب مرق الخضار قليل الصوديوم
- 1 كوب بازلاء خضراء مجمدة
- 1 طماطم كبيرة، مقطعة إلى قطع بحجم 3/4 بوصة
- 2 ملعقة كبيرة عصير ليمون

a)	سخني الزيت في مقلاة كبيرة غير لاصقة على نار متوسطة إلى عالية. يُضاف التوفو ويُطهى مع التقليب مرة واحدة لمدة 6 إلى 8 دقائق أو حتى يصبح لونه بنياً ذهبياً. يرش مع ربع ملعقة صغيرة من الملح.

b)	أضف البصل إلى المقلاة. أضيفي ملعقة كبيرة من معجون الكاري، ومسحوق الكاري، والملعقة الصغيرة المتبقية من الملح. أضف البروكلي وحليب جوز الهند والمرق والبازلاء. جلب ليغلي.

c)	أضيفي الطماطم وعصير الليمون والتوفو المحفوظ. يُطهى على نار خفيفة مع التحريك من حين لآخر لمدة تتراوح بين 2 إلى 3 دقائق أو حتى يصبح التوفو ساخنًا. يقدم فوق الأرز. يرش مع المكسرات المكاديميا.

.91 العدس والقرنبيط بالكاري

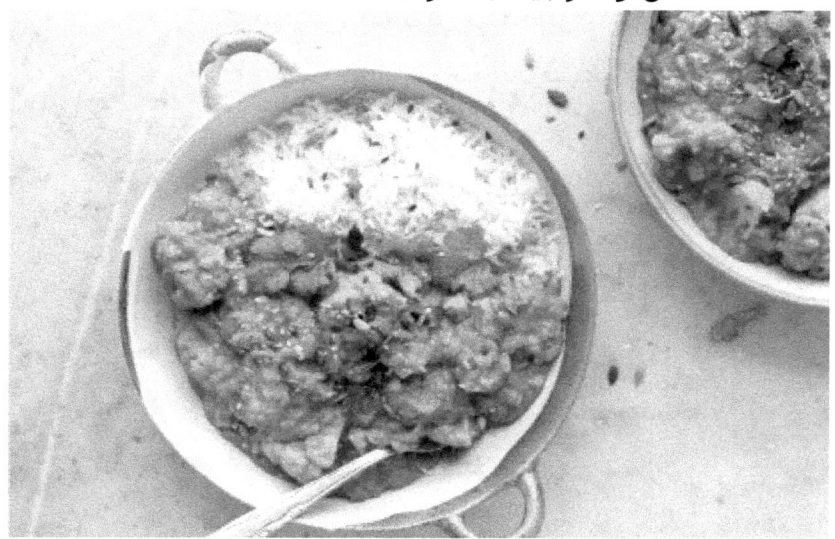

مكونات

- 3 ملاعق صغيرة زيت كانولا
- 4 أكواب من زهرات القرنبيط
- ½ كوب بصل مفروم
- نصف كوب من الجزر المقطع
- 1 كوب عدس بني مجفف
- 2 ملعقة صغيرة ثوم مفروم
- 1 ملعقة صغيرة من مسحوق الكاري
- ½ 1 كوب مرق خضار قليل الصوديوم
- ¼ ملعقة صغيرة ملح
- نصف كوب من الزبادي العادي خالي الدسم
- أوراق الكزبرة الطازجة

a) تسخين مقلاة كبيرة وعميقة على نار متوسطة عالية. أضف 2 ملعقة صغيرة من الزيت. الحرارة لمدة 1 دقيقة. أضف القرنبيط.

b) أعد المقلاة إلى درجة حرارة متوسطة. أضيفي ما تبقى من ملعقة صغيرة من الزيت والبصل والجزر. يُطهى مع التحريك لمدة 3 دقائق أو حتى تبدأ الخضروات في أن تنضج. يُضاف العدس والثوم ومسحوق الكاري. يُطهى مع التحريك لمدة 3 دقائق حتى يتغطى العدس بالتوابل. أضف المرق. يُغلى المزيج تقريبًا. قم بتغطية المقلاة جزئيًا وخفض الحرارة. يُطهى على نار خفيفة لمدة 20 دقيقة تقريبًا، أو حتى ينضج العدس تقريبًا.

c) أضف القرنبيط إلى المقلاة.

92. بيكاديلو نباتي مع الكاجو

مكونات

- 1 ملعقة كبيرة زيت زيتون
- 1 بصلة كبيرة، مفرومة
- 3 فصوص ثوم، مفرومة
- 8 أونصات من البرجر بدون لحم
- 1½ ملعقة صغيرة كمون مطحون
- ¼ - ½ ملعقة صغيرة من رقائق الفلفل الأحمر
- ½ ملعقة صغيرة ملح
- 1½ رطل من الطماطم البرقوقية
- 3/4 كوب من الفاصوليا السوداء المعلبة
- 2 ملعقة كبيرة زبيب
- 2 ملعقة كبيرة زيتون أسود مقطع

a) نحمص الكاجو في مقلاة كبيرة وعميقة على نار متوسطة، مع التحريك المستمر، لمدة 3 دقائق تقريباً .

b) قم بتسخين الزيت في نفس المقلاة على نار متوسطة إلى عالية. يُضاف البصل والثوم ويُطهى مع التحريك كثيرًا لمدة 4 دقائق تقريبًا أو حتى ينضج. يُضاف الفتات والكمون ورقائق الفلفل الأحمر والملح. يُطهى ويُحرَّك لمدة 30 ثانية.

c) أضيفي الطماطم وقلّبي جيداً، مع كشط قاع المقلاة.

d) خفض الحرارة إلى منخفضة. ضجة في الفاصوليا والزبيب. يغطى ويطهى لمدة 5 دقائق، أو حتى يسخن وتنضج الطماطم. أضيفي الزيتون والكاجو المحمص.

93. نودلز سوبا مع صلصة الفول السوداني

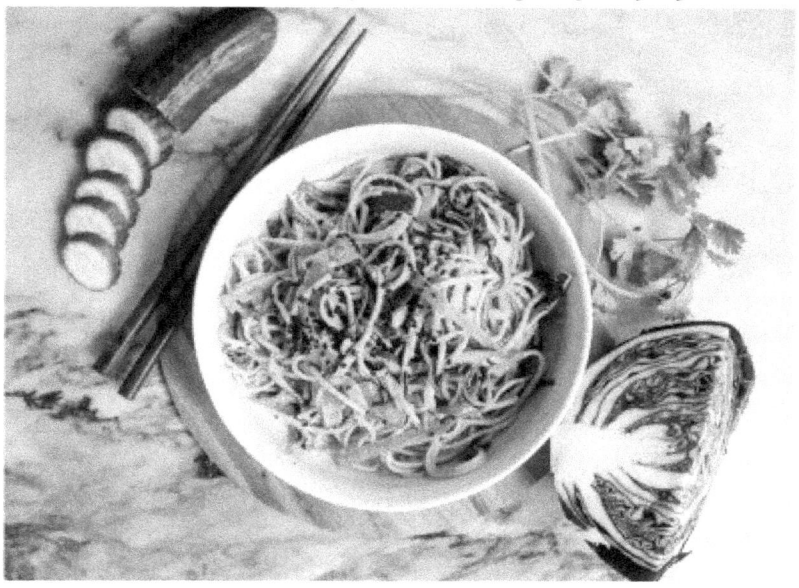

مكونات

- ¼ كوب ماء
- 1 ملعقة كبيرة عسل
- 3 ملاعق كبيرة خل الأرز
- 2 ملاعق كبيرة من صلصة الصويا قليلة الصوديوم
- 1 ملعقة صغيرة زنجبيل طازج مبشور
- 1 ملعقة كبيرة زيت سمسم
- 1/8 ملعقة صغيرة من رقائق الفلفل الأحمر المطحونة
- 8 أونصات سوبا أو نودلز القمح الكامل
- 3 حبات جزر، مقطعة إلى أعواد ثقاب صغيرة
- 2 بصل أخضر، مفروم

a) قم بخلط زبدة الفول السوداني والماء والعسل والخل وصلصة الصويا والزنجبيل والزيت ورقائق الفلفل في قدر صغيرة على نار متوسطة عالية. يُغلى المزيج ويُطهى مع التحريك باستمرار لمدة دقيقة واحدة. اجلس جانبا.

b) جلب وعاء من الماء ليغلي. أضف الشعرية وارجع إلى الغليان. اطهي النودلز لمدة 4 دقائق، ثم أضيفي الجزر. يُطهى لمدة دقيقتين أطول، أو حتى يصبح الجزر طريًا. صفي المعكرونة والجزر ثم انقليها إلى وعاء كبير.

c) إرم المعكرونة والجزر مع البصل الأخضر وصلصة الفول السوداني. يخدم على الفور.

94. فوسيلي مع الفطر والسلق

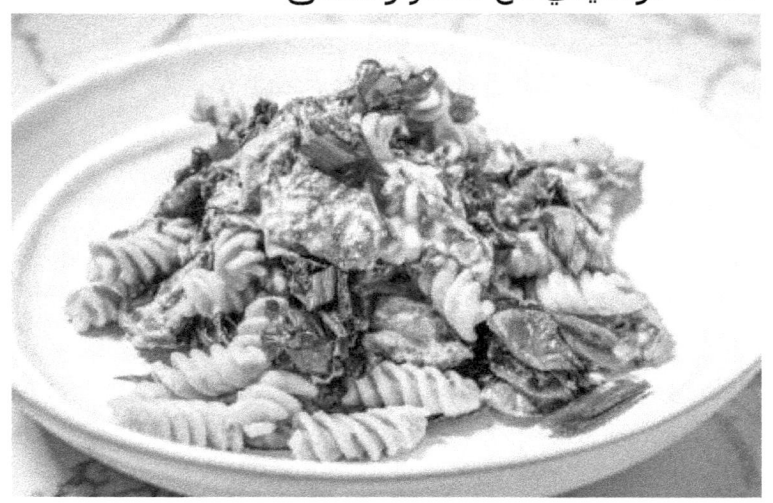

مكونات

- 8 أوقية مكرونة فوسيلي، مطبوخة
- 12 أونصة من البرجر بدون لحم
- 4 كراث كبير
- 1 حزمة كبيرة من السلق الأخضر، مشذب
- 10 أونصات من فطر الشيتاكي أو الفطر البني
- ¼ ملعقة صغيرة ملح
- ¼ ملعقة صغيرة فلفل أسود مطحون
- 2 ملعقة كبيرة بقدونس طازج مفروم
- 1/3 كوب جبنة بارميزان مبشورة

a) في هذه الأثناء، في مقلاة كبيرة، سخني 3 ملاعق كبيرة من الزيت على نار متوسطة واطهي فتات البرجر حتى يذوب ويسخن. نقل إلى لوحة والحفاظ على الدفء. أضف 3 ملاعق كبيرة من الزيت المتبقية إلى المقلاة. أضف الكراث. أضف سيقان السلق. يُطهى لمدة 4 دقائق تقريبًا، مع التحريك كثيرًا، حتى ينضج. أضف الفطر والملح والفلفل. طهي لمدة 2 إلى 3 دقائق.

b) يُضاف البقدونس وأوراق السلق ويُطهى لمدة دقيقة واحدة .

c) - صفي المعكرونة، واحتفظي بـ 1/3 كوب من ماء السلق. أعيدي المعكرونة والماء المحفوظ إلى القدر. أضيفي خليط السلق، فتات البرجر، والجبن. إرم جيدا ويقدم على الفور.

.95 فلفل محشي على الطريقة المكسيكية

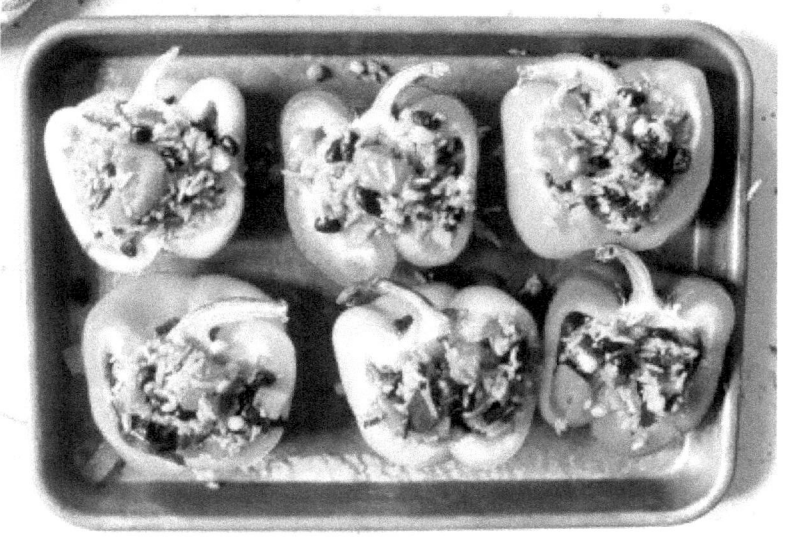

مكونات

- 1 فلفل هالبينو تشيلي
- 2 فصوص ثوم كبيرة
- 1 علبة طماطم مطهية
- ربع كوب مرق خضار أو ماء
- 2 ملعقة كبيرة مسحوق الفلفل الحار
- 2 كوب أرز بني مطبوخ
- 3/4 كوب من حبات الذرة المجمدة
- 2 حبة طماطم، مفرومة
- ½ بصلة مفرومة
- 2 بياض بيضة
- ¼ ملعقة صغيرة ملح
- 4 حبات فلفل بوبلانو كبيرة
- 3/4 كوب جبن مونتيري جاك المبشور

a) امزجي فلفل الهالابينو والثوم والطماطم المطهية مع العصير أو المرق أو الماء وملعقة كبيرة بالإضافة إلى ملعقتين صغيرتين من مسحوق الفلفل الحار في وعاء محضر الطعام.

b) اخلطي الأرز والذرة والطماطم والبصل وبياض البيض والملح والمكسرات المحمصة وما تبقى من ملعقة صغيرة من مسحوق الفلفل الحار في وعاء متوسط. قم بتقطيع الفلفل البوبلانو أو الفلفل الكوبي إلى نصفين بالطول وإزالة السيقان والبذور. ضعي حوالي نصف كوب من الحشوة في كل حبة فلفل

c) يُغطى الطبق بورق الألمنيوم ويُخبز في الفرن لمدة تتراوح بين 40 إلى 45 دقيقة، أو حتى ينضج الفلفل.

.96 جنوكتشي طاجن

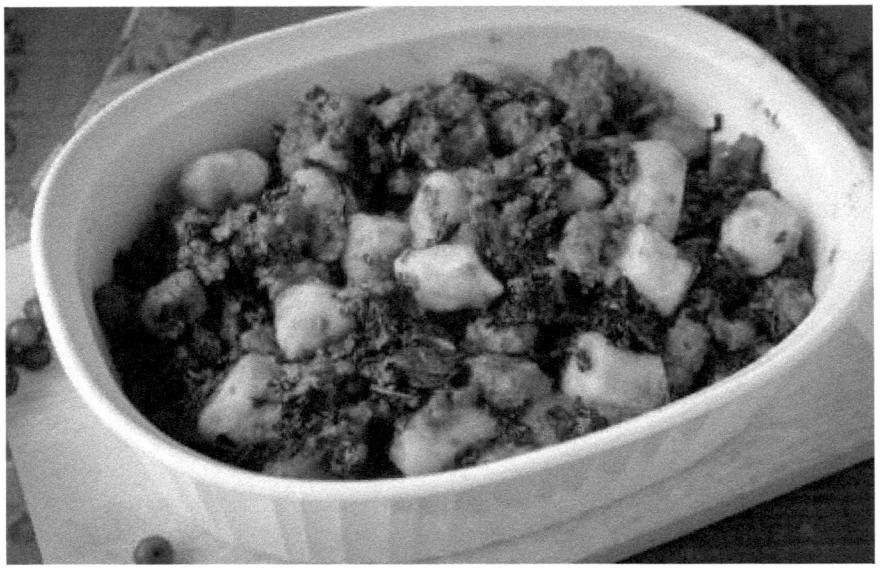

مكونات

- 3/4 كوب جبن ريكوتا منزوع الدسم جزئيًا
- ربع كوب من الريحان الطازج، مقطع إلى شرائح رفيعة
- نصف كوب من جبنة الموتزاريلا قليلة الدسم، مبشورة
- 2 ملعقة كبيرة جبنة بارميزان مبشورة
- 1 بيضة مخفوقة قليلاً
- 3 أكواب صلصة مارينارا جاهزة
- 1 عبوة (16 أونصة) جنوكتشي بطاطس
- 2 كوب أوراق سبانخ، مقطعة إلى شرائح رفيعة

a) يُمزج الريكوتا والريحان واللوز ونصف كوب من جبن الموتزاريلا والبارميزان والبيض في وعاء صغير. يقلب حتى المخلوطة. اجلس جانبا.

b) تُوزّع طبقة رقيقة من صلصة المارينارا في طبق الخبز. فوق الصلصة، ضعي نصف طبقة الجنوكتشي والسبانخ. باستخدام نصف كمية خليط الريكوتا، ضعي قطرات صغيرة فوق السبانخ. غطيها بطبقة رقيقة أخرى من الصلصة. كرر العملية، تنتهي بالصلصة. رشي ربع كوب الموتزاريلا المتبقي.

c) اخبزيها لمدة 40 دقيقة، أو حتى يصبح سطحها فقاعات ويكتسب الجبن لونًا بنيًا خفيفًا. اسمحوا الوقوف لمدة 15 دقيقة قبل التقديم.

يأكل

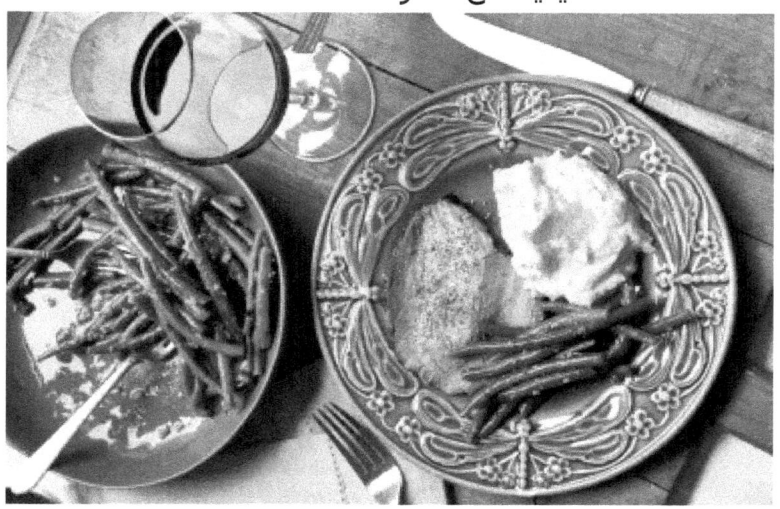

مكونات

- نصف كيلو من البطاطس الحمراء الصغيرة، مقطعة إلى نصفين
- ½ ملعقة صغيرة ملح
- 4 شرائح لحم بقري تندرلوين بدون عظم
- 3/4 ملعقة صغيرة الفلفل الأسود المطحون
- 1 ملعقة كبيرة + 1 ملعقة صغيرة خردل محبب
- 3 ملاعق كبيرة كريمة حامضة قليلة الدسم
- 1 حبة طماطم صغيرة، مفرومة ناعماً
- 2 ملعقة كبيرة ثوم معمر طازج مقطع
- 1 ملعقة كبيرة من الفجل الجاهز
- 1 كراث صغير، مفروم

a) ضعي البطاطس والزيت وربع ملعقة صغيرة من الملح في طبق خبز مقاس 9 × 9 بوصة وقلبيها حتى تتغطى. اخبزيها لمدة 30 دقيقة .

b) رشي شرائح اللحم على الجانبين بالفلفل وربع ملعقة صغيرة من الملح. ضعيها على صينية الشواء المجهزة. اشويها من 2 إلى 4 بوصات على النار لمدة 4 إلى 5 دقائق، حتى تكتسب اللون البني.

c) اقلب ووزع القمم بملعقة كبيرة من الخردل. طهي 3 إلى 4 دقائق .

d) بينما ترتاح شرائح اللحم، قم بإعداد الصلصة عن طريق خلط الكريما الحامضة والطماطم والثوم المعمر أو البصل الأخضر والفجل والكراث والملعقة الصغيرة المتبقية من الخردل في وعاء صغير حتى تمتزج جيدًا.

98. طاجن الباذنجان اليوناني

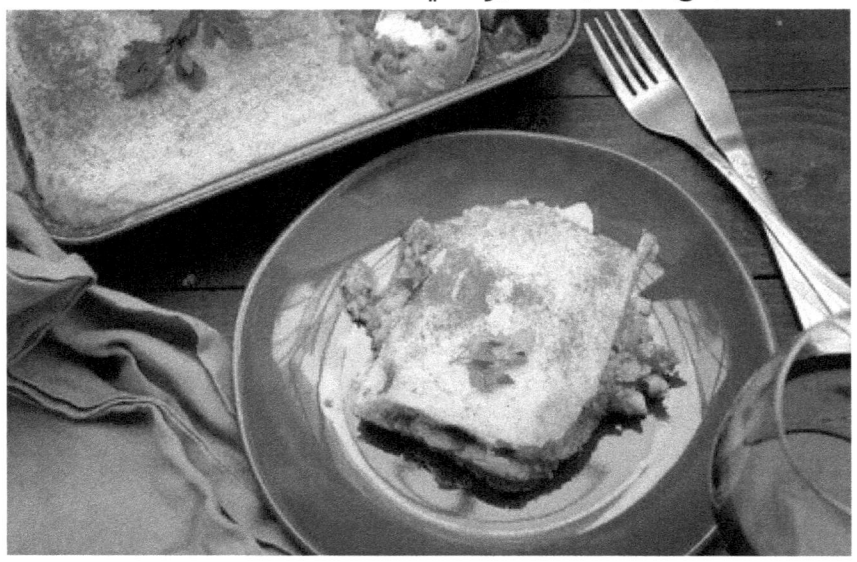

مكونات

- 1 بصلة مفرومة
- 2 فص ثوم، مفروم
- 3/4 رطل من لحم البقر المفروم قليل الدهن بنسبة 97%
- 1 علبة طماطم مقطعة بدون ملح
- ربع كوب معجون طماطم
- $\frac{1}{2}$ ملعقة صغيرة قرفة مطحونة
- $\frac{1}{4}$ ملعقة صغيرة من البهارات المطحونة
- 2 باذنجان مقشر ومقطع بشكل طولي
- 2 كوب حليب 1%
- 3 ملاعق كبيرة نشا الذرة
- نصف كوب جبنة رومي مبشورة

a) سخني مقلاة كبيرة مغطاة برذاذ الطبخ على نار متوسطة إلى عالية. يُطهى البصل والثوم لمدة 3 دقائق، أو حتى يبدأ البصل في أن ينضج. أضيفي اللحم البقري واطهيه لمدة 5 إلى 7 دقائق . أضيفي الطماطم ومعجون الطماطم والقرفة والبهارات. جلب ليغلي.

b) ضعي نصف كمية الباذنجان على صينية الخبز المجهزة، ثم دهنيها بـ 3 ملاعق كبيرة من الزيت. شواء

c) نخفق الحليب ونشا الذرة معاً في قدر صغيرة. يُغلى المزيج على نار خفيفة ويُضاف الجبن.

d) ضعي نصف كمية الباذنجان في طبق الخبز، ثم نصف كمية صلصة اللحم. يكرر. نوزع صلصة الجبن في الأعلى. شواء لمدة 3 دقائق .

.99 لحم الخنزير البقان خمسة التوابل

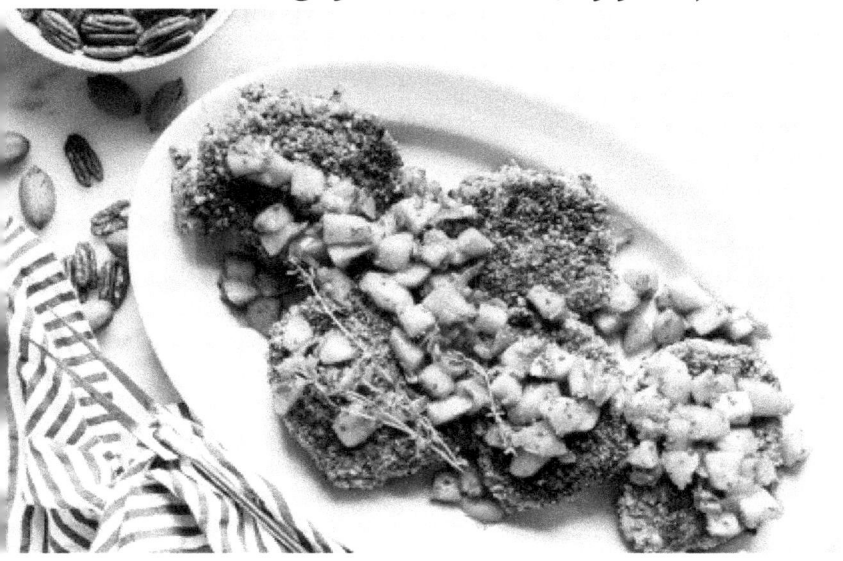

مكونات

- 1 رطل من لحم الخنزير المقدد ، مقطع إلى قسمين
- 2 ملعقة صغيرة مسحوق الخمس بهارات
- $\frac{1}{4}$ ملعقة صغيرة ملح
- 2 ملعقة صغيرة سمن خالي الدسم
- 3 حبات تفاح جراني سميث كبيرة الحجم
- نصف كوب من التوت البري المجفف

a) افركي مسحوق التوابل وربع ملعقة صغيرة من الملح على جميع جوانب كل قطعة من لحم المتن .

b) تذوب ملعقة صغيرة من السمن في مقلاة صغيرة غير لاصقة على نار متوسطة إلى عالية. يُضاف اللحم ويُطهى مع التقليب حسب الحاجة لمدة 4 دقائق تقريبًا أو حتى يُحمر من جميع الجوانب. قم بتغطيته واستمر في الطهي، مع التقليب من حين لآخر لمدة 12 دقيقة تقريبًا

c) في هذه الأثناء، يُمزج التفاح والتوت البري والملعقة الصغيرة المتبقية من السمن وجوز البقان والماء والقليل المتبقي من الملح في مقلاة ثقيلة على نار متوسطة إلى عالية.

d) يُطهى مع رجّ المقلاة من حين لآخر حتى يتبخر السائل تقريبًا وينضج التفاح. يقدم مع ميداليات لحم الخنزير.

100. شرائح لحم الخنزير المشوي مع البرتقال

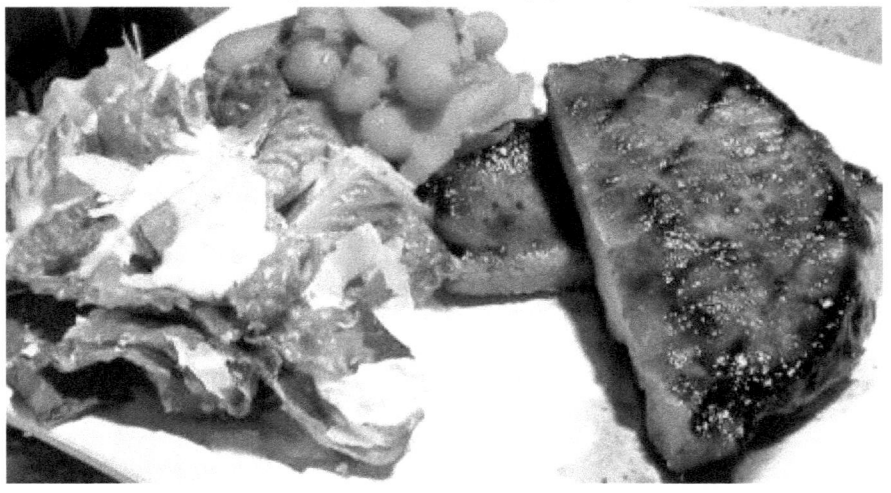

مكونات

- 2 برتقالة
- ½ بصلة حمراء صغيرة، مقطعة إلى شرائح رفيعة
- ½ ملعقة صغيرة فلفل أسود مطحون
- ½ ملعقة صغيرة بابريكا مدخنة
- ½ ملعقة صغيرة ملح
- 4 شرائح لحم خنزير بدون عظم

a) قم بتغطية رف الشواية أو الرف في مقلاة الدجاج اللاحم برذاذ الطبخ. سخني الشواية أو الشواية.

b) قطع القشر واللب الأبيض من البرتقال. نضع البرتقال فوق وعاء متوسط الحجم لامتصاص العصير، ثم نقطعه بين الأغشية لتحرير الأجزاء، مما يسمح لها بالسقوط في الوعاء. اضغط على الأغشية لتحرير أي عصائر في الوعاء. أضف الزيتون والبصل والفلفل إلى الوعاء. إرم للجمع.

c) الجمع بين البابريكا والملح في وعاء صغير. فرك على جانبي القطع. قم بشويها أو شوائها، مع التقليب مرة واحدة، لمدة 6 إلى 10 دقائق، أو حتى يسجل مقياس الحرارة الذي يتم إدخاله في وسط الفرم 155 درجة فهرنهايت. تُقدم الشرائح مع خليط البرتقال.

خاتمة

بينما نختتم رحلتنا عبر "قانون التوازن: كتاب طبخ منخفض البروتين"، نأمل أن تكون قد اكتشفت أن اتباع نظام غذائي منخفض البروتين لا يعني وداعًا لمتعة الطهي. بدلاً من ذلك، إنها فرصة لاستكشاف نكهات ومكونات وأساليب طهي جديدة تتوافق مع أهدافك الغذائية بينما تثير حاسة التذوق لديك.

أتمنى أن تلهمك الوصفات الموجودة في هذه الصفحات لإعداد وجبات ليست مغذية فحسب، بل تُرضي حواسك أيضًا. احرص على تحقيق التوازن بين الصحة والرفاهية، واعلم أن كل طبق تقوم بإعداده هو خطوة نحو حياة أكثر صحة وسعادة.

شكرًا لك على السماح لنا بأن نكون جزءًا من مغامرتك الطهوية. مع استمرارك في التنقل في عالم الطبخ منخفض البروتين، قد تجد الفرح والرضا والرفاهية في كل قضمة، وقد تكون رحلتك مليئة بالاكتشاف المبهج للنكهات التي لا تعد ولا تحصى التي يقدمها طريق الطهي هذا.

Milton Keynes UK
Ingram Content Group UK Ltd.
UKHW021529101023
430299UK00014B/732

9 781835 641576